湛庐 CHEERS

与最聪明的人共同进化

HERE COMES EVERYBODY

U0247009

大脑
喜欢这样工作

Brain Rules
for Work

[美] 约翰·梅迪纳 著
John Medina

王文亮 译

浙江科学技术出版社·杭州

你了解如何用行为科学来提升工作效率吗?

扫码加入书架
领取阅读激励

扫码获取全部测试题及答案,
一起利用大脑习性,
轻松工作每天

- 科学发现,在树林中短距离散步能减轻工作压力。那么,至少散步多久才能起效呢?

  A. 0.2 秒

  B. 2 秒

  C. 2 分钟

  D. 20 分钟

- 相比于面对面交谈,视频会议更能节省大脑的能量。这是对的吗?

  A. 对

  B. 错

- 当你在职场上和同事发生冲突时,如果想要控制局面,首先要做的是什么?

  A. 控制自己的情绪

  B. 识别对方的情绪

  C. 客观回忆冲突的源头

  D. 花 20 分钟写下冲突中发生的事

扫描左侧二维码查看本书更多测试题

JOHN MEDINA
约翰·梅迪纳

- 大脑研究的有力推动者和实践者
- 杰出且活跃的生物学教授
- 久负盛名的畅销书作家

大脑研究的有力推动者和实践者

约翰·梅迪纳是知名神经学家、发展分子生物学家，常年痴迷于大脑对信息的反应和组织方式，致力于不断将大脑研究的进程向前推进。他先后领导两家大脑研究机构：西雅图太平洋大学脑应用研究中心和塔拉里斯研究所。塔拉里斯研究所总部位于西雅图，成立的初衷是研究婴儿的大脑如何编码和处理信息。

除了在大脑研究方面进行钻研与探索，梅迪纳还为将研究成果应用于实践而不懈努力。

比如，延长工作时间对提高生产力来说是明智之举吗？梅迪纳指出，如果不眠不休地工作 17~19 小时，你的身体损伤就相当于血液酒精浓度为 0.05% 的饮酒者所受的伤害，而《中华人民共和国海船船员值班规则》规定的船员值班期间血液酒精浓度的上限正是这个值。

比如，对管理者来说，给员工施以何种程度的压力能达到最佳效果？梅迪纳告诉我们，短期的压力在进化中具有重要意义，但我们的身体没有学会长久地承受巨大压力，所以任何会导致长期恐惧的管理风格都可能给大脑带来负面影响，并很可能会导致下属表现不佳。

又比如，营销人员如何利用大脑原理，使消费者更容易记住并选择其商品？梅迪纳的建议是，提供重复的信息（对抗大脑的遗忘机制），并且优先选择动态而非静态的物料（进化教会我们知道一只活动的老虎比一株静立着的合欢树更可能威胁我们的生命，因此大脑会优先注意到动态的物体）。

约翰·梅迪纳

JOHN MEDINA

杰出且活跃的生物学教授

梅迪纳拥有华盛顿大学生物学博士学位，目前是该校生物工程学副教授，并于2004年当选为美国国家工程院院士。他被华盛顿大学工程学院评为年度杰出教授，获得了梅里尔·道 (Merrell Dow) 年度继续医学教育全国教师奖，两次获得了生物工程学生协会 (Bioengineering Student Association) 授予的年度最佳教师称号。在成为科学家之前，梅迪纳是一名专业的动画师和图形艺术家，这让他对大脑如何对来自各种路径的信息做出反应和组织信息产生了浓厚的兴趣。作为两个男孩的父亲，梅迪纳又逐渐把这些兴趣扩展到教育领域，并将更多的注意力转向大脑科学如何影响教养方式和改变生活的方面。

除了做研究、咨询和教学，梅迪纳还广泛参与社会活动。作为美国教育委员会的顾问时，他经常就神经病学与教育之间的关系发表演讲。同时，他还是许多广播和电视节目的常驻评论员，经常在美国有线电视新闻网 (CNN)、美国全国广播公司 (NBC) 和加拿大广播公司 (CBC) 中露面。此外，他还常与政府部门、商业专业人员、医疗专业人员、学校董事会以及非营利组织负责人交流有关大脑研究和应用方面的问题。

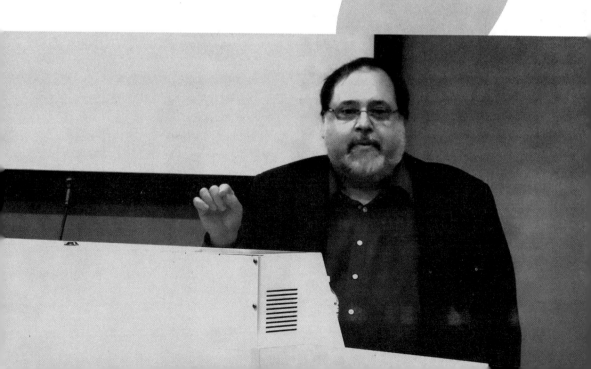

久负盛名的畅销书作家

梅迪纳还是影响广泛的畅销科普书作家，至今已出版《基因炼狱》《肉体年限》和《抑郁症》等10余部作品，其中以"梅迪纳大脑赋能四部曲"——《让大脑自由》《让孩子的大脑自由》《让成熟的大脑自由》《大脑喜欢这样工作》最受欢迎，《让大脑自由》更是登上《纽约时报》畅销榜，长踞美国亚马逊网络书店认知心理学类图书销售榜榜首。

秉持着将艰深晦涩的脑科学理论通俗化并广泛应用于生活这一原则，梅迪纳还持续通过报刊与大众分享最新的研究成果和观点，他一直为《精神病学时报》撰写"心灵分子"专栏，担任儿童公益网站 MindEDU 的学术撰稿人和顾问，并长期为《哈佛商业评论》《纽约时报》《商业周刊》《西雅图时报》等知名期刊撰写文章。

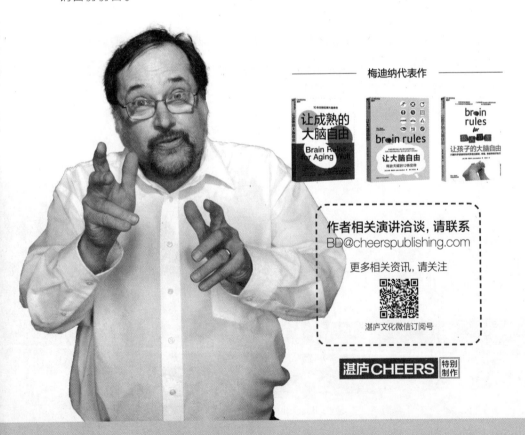

致我亲爱的朋友布鲁斯·霍斯福德（Bruce Hosford），
我所认识的最温暖、最善良的人之一。

大脑也需要"五指手套"

有一次，我给一群商科学生上课。作为开场，我向大家抛出了一个问题："为什么我们会有五根手指的手套？"

我耐心地等待着，看是否有人会试着回答。然而，回应我的只是零散的笑声和困惑的眼神。我不得不自己回答："人类制造五个手指的手套是因为人类的手有五根手指！"这个回答引发了更多的笑声，而且我确信这番话也引发了更多的困惑，毕竟他们坐在这里是为了听一位神经科学家讲讲几年后的商业世界。手套与手指，工作场所与大脑，它们之间能有什么关系呢？

"嗯，没错，"我继续说道，"从认知角度来讲，你的大脑和五根手指是类似的。人类的器官被塑造为只有在某些特定环境里才能游刃有余、高效多产，而在另一些环境里毫无用武之地。"接着我进一步解释说，人体工程学不仅适用于双手，也适用于大脑。"如果你要设计一个工作场所，并希望它的产出最大化，那就需要知道大脑的认知形状。"这是我给他们的一个提醒。

　　我继续说到，五指手套很好地适应了双手的形状。然而，人们在设计典型的商业场所时并没有类似考虑。我接着邀请听众进行一项思想实验：如果工作场所是为大脑定做的，就像为双手特制的五指手套，那会产生什么样的效果呢？如果人们能够认识到大脑功能对商业社会的意义，那么商业世界的组织结构会变成什么样？我们会如何设计管理层的结构？我们会如何布置工作场所？什么样的环境最有利于激发创造力、生产力，以及完成工作的基本能力？

　　本书的宗旨就是回答这类问题。我们将会一起探索如何运用行为和认知科学来提升工作效率。无论你是在公司工作，还是在家里工作，本书的内容都会对你有帮助。你可以将阅读本书看作一个认知工效学的练习。

　　然而，本书不同于其他探讨工作这一主题的图书。书中的每一个概念都是由查尔斯·达尔文那双灵巧的双手编织而成的。如果用他的进化论思想来概述本书探讨的核心问题，那就是：虽然我们的大脑已然身处 21 世纪，处理着来自 21 世纪的信息输入，但它认为自己仍然生活在远古的塞伦盖蒂大草原。那么我们应该如何与这个"身在曹营心在汉"的大脑一起愉快地工作呢？大脑仅有 1.4 千克左右，却是一个令人难以置信的解决问题的"天才"。在漫长的进化道路上，大脑经过精细的打磨，早已能掌控身体矛刺乳齿象、手摘小浆果，而现在它又学会了主持员工会议、阅读电子表格。

　　有时，大脑只是在勉强顺应现代生活。毕竟，我们的大脑在文明时代锻炼的时间还不够长，还不足以完全打破来自更新世的桎梏。更新世属于史前时代，大脑正是从更新世第一批现代人的颅骨中进化而来的。但有时，大脑也会心甘情愿地顺应现代生活，特别是当我们顺从而不是忤逆大脑习性的时候。当然，想要得到这样的结果，我们需要对大脑的内部机制有足够多的了解才行。一言蔽之，我们将在本书中探讨行为科学如何影响商业行为。

　　本书会讲述 10 条大脑习性，这些习性都来自经过同行评议的科学研究。你可以将每一条习性应用到对应的工作场景中。一些习性只适用于特定的商业场景，例如招聘、演讲。另一些习性则具有普遍性，可用于工作场所的设计以及与他人在职场上的相处。我们会找出你参加完线上会议后备感劳累的原因。我们会研究你在家里或办公室能做些什么来提升工作效率，比如养些植物。我们将了解为什么人们在晋升以后会对性更感兴趣。我们将探索创造力和团队合作背后的认知神经科学，并找到让你完成幻灯片的最有效方法。最后，我会解释为什么做出基于传统的正面改变对传统的人来说如此困难。有了这些知识，我们就能知道如何才能够更有效地工作。接下来，让我们从一针一线开始设计商业世界的"五指手套"吧！

神奇的大脑

首先，请允许我简单介绍一下自己的背景。我是一名所谓的发展分子生物学家，对精神疾病的遗传学特别感兴趣，这在我职业生涯中的两个方面有所体现。第一，在科学方面，我是华盛顿大学生物工程系的客座教授；第二，在商业方面，我作为分析顾问，主要为营利性公司提供咨询服务。第二方面的相关经历让我有机会为商科学生授课，正如我前文提到的那样。

在整个职业生涯中，我一直对一件事情非常感兴趣，那就是从脑科学中获取有用的知识，并将其应用到生活的各个方面。事实上，我已经就此写了三本书：《让大脑自由》（ *Brain Rules* ）、《让孩子的大脑自由》（ *Brain Rules for Babies* ）和《让成熟的大脑自由》（ *Brain Rules for Aging Well* ）。[1] 脑科学能够教给我们的东西，一直都让我觉得很神奇。为了说明这种神奇的魅力，无论是讲课还是写书，我都会以案例研究开始。本书也不例外。

接下来，让我们来谈谈一个曾经很不起眼的人和他非同寻常的脑震荡经

---

[1] 三本书简体中文版均已由湛庐文化出品，前两本于 2023 年由浙江科学技术出版社出版，后一本于 2021 年由天津科学技术出版社出版。——编者注

历。贾森·帕吉特（Jason Padgett）是一名大学肄业生，并且在校期间成绩一直处于下游。他对他的二头肌和鲻鱼发型特别感兴趣。"我讨厌数学，喜欢女孩。"这是他的原话。他也酷爱派对，甚至达到了为派对而活的地步。然而，在一个派对上，帕吉特遭到粗暴的攻击，被打晕了。在急诊室醒来后，他得知自己得了严重的脑震荡。医生给他注射了大量的止痛药后，让他回了家。从那一天起，帕吉特再也不是以前的那个他。

帕吉特醒来后，开始看到一些人的轮廓。而且奇怪的是，在之后的几天时间里，他开始画出一些极为细致的数学图形。在康复期的某一天，当他正在一个商场里画这些图形时，一个男人走近他，看了看他的作品，并与他攀谈起来。"你好，我是一名物理学者。"那人说，"你在做什么？"然后，他说了一句改变帕吉特余生的话："看来你正在探索时空和宇宙的离散结构。"

帕吉特惊呆了。陌生人咧嘴一笑，问道："你有没有想过学习数学？"

最终，帕吉特接受了这位物理学家的建议，开始学习数学，并在之后的日子里发现了一些既神奇又有趣的事情。此时，"派对动物"帕吉特已经成了数学天才帕吉特。他的超能力是绘制数学分形，这种超能力迅速发展为各种数学技能。芬兰的研究人员研究了帕吉特的大脑，发现他遭受的脑损伤让他得到了一张通往某个特定脑区的"通行证"。在没有这张通行证之前，他甚至无法通过初级代数的考试。然而，这是个喜忧参半的消息，因为他还得了强迫症，导致他在几年后选择成为一个隐居者。

帕吉特的经历是罕见的，他被诊断患有后天学者综合征（acquired savant syndrome）。在科研文献中，科学家一共描述了大约 40 名这样的患者，帕吉特就是其中之一。在这些文献的描述中，数学能力并非后天能获取的唯一天赋。其他患有该病的人可能在绘画、写作或机械能力方面发生突然的转变。我们还不知道这种转变是如何发生的。帕吉特认为，每个人都有某些隐藏的认知超能力，问题是人们尚未找到通向这些超能力的路径。

这听起来也许有些夸张，但其可能性让人深思，也是让我对大脑持续感到惊奇的众多原因之一。我已经很多年没有过百无聊赖的日子了。

顺便说一下，不要在家里尝试复制帕吉特获取"超能力"的过程。大多数遭受他那样重创的人醒来后并不会变得像爱因斯坦一样，其中很多人甚至根本就没有再睁开过眼。

大脑是耗能大户

想要了解科学家如何看待像帕吉特这样的人，我们就需要对大脑的工作原理有一些基本的理解。无论是不是天才，我们每个人都有一个意料之外的令人讨厌的倾向，那就是我们的大脑酷爱节约能源，其角色就像不断唠叨子女离开房间时要关灯的父母一样。大脑会监测身体正在消耗的能量，预测将来需要支出的能量，以及思考如何填充能量油箱。这样的核算占据了大脑大部分的工作时间，一些科学家由此相信节能才是大脑的主要功能。科学家莉萨·费尔德曼·巴雷特（Lisa Feldman Barrett）是这样说的：

> 你选择采取的或未采取的每一个行动，都是一种经济的选择。

> 你的大脑会猜测何时值得花费资源，何时需要保存资源。

大脑有绝妙的理由来关注资源，因为大脑是一个耗能大户。它在你身体里就像一辆只有 1.4 千克左右的越野车，只占全身重量的 2%，却消耗了 20% 的可用燃料。

20% 可能听起来是一个很高的值，其实这些能量只能勉强维持大脑运作。大脑有太多的事情要做，例如在演讲时，你需要它来了解听众的一些情况。为了解决超负荷工作的问题，大脑会试图通过不停地审视各种可能性来寻找解决问题的捷径。举一个例子，大脑会限制注意的范围，这在视觉信息处理中最为明显。眼睛最初会摄取海量的信息并呈现给大脑，最初的信息流速大约为每秒100亿比特。但随后，大脑的能量编辑工作就开始了。当信息到达大脑后部真正用于看见东西的区域时，信息流速已经被削减到微不足道的每秒1万比特。

大脑对能量资源十分关注，它总是在预测未来生存所需的能量。但大脑的预测能力不仅用于能量信息，还用于许多其他领域。例如，预测他人的意图，以此找出领导他们的最佳方法，这种能力对想要成为企业经理或高管的人来说相当有用。

大脑也是节能好手

大脑究竟消耗什么类型的能量呢？它又用这些能量来做什么？

第一个问题的答案对喜欢吃甜食的人来说都是耳熟能详的。大脑主要消耗的是葡萄糖，每天的消耗量超过110克。而第二个问题的答案的关键词是电。大脑将糖转化为电能以执行大部分的任务，包括将信息从一个大脑区域传递到另一个大脑区域。

你只需要在头皮上贴几片电极，就可以听到这种电持续发出的声音。即使你认为你的大脑正处于休息状态，它也会产生相当多的声音以供聆听。毕竟，大脑必须维持许多重要的活动，例如你的心跳和呼吸，这两者都需要能量。

大脑需要多少能量呢？斯坦福大学的科学家们估计，如果让一个机器人代替大脑，完成大脑在休息时执行的所有任务，那么这个机器人需要10兆瓦的电力，相当于一个普通小水坝的发电量。而大脑执行这些任务，只用了12瓦特的电力，这些电力大约只够点亮一个小灯泡。难怪大脑这一器官对能量供给如此斤斤计较！

大脑既是耗能大户，又是节能好手，它是如何做到鱼与熊掌兼得的呢？想要知道答案，我们需要先了解一点儿人类进化史，这是接下来几乎每一章都会提及的内容。

我们会发现，人类最初并没有一个强大且只需 12 瓦特电力的大脑。最初版本的人类大脑要小得多，和灵长类动物的大脑差不多大，我们至今仍然可以在非洲中部的丛林中看到这些原始大脑的后代。

我们还会发现，在 600 万～ 900 万年前，我们人类的祖先开始与类人猿在进化的道路上分道扬镳。至于分道扬镳的原因，早已湮没于漫漫历史长河当中。我们能知道的是，从那以后，人类的祖先就放弃了用四肢行走的习惯，选择了更加危险的两足行走方式。这一进化现象要求他们不停地将身体的重心来回转移到不停移动的脚上，并且导致了一个潜在的危险——人会变得头重脚轻。头骨中极其重要又极其脆弱的大脑在身体中的占比高达 8%。直立行走后，大脑便是离地面最远的身体部位，因此保持身体平衡成了一个极为关键的生存问题。一些研究人员认为，行走姿态的转变对大脑功能提出了一整套的新要求，进而促使人类成为地球上认知能力最强的物种。我们的大脑变得更大、更复杂，而且需要更多能量。

与人类古生物学的其他议题一样，对于人类大脑起源故事的情节和时间表，科学界还有很多争议。事实上，科学家们唯一达成一致的是，在某段时间内，站立对人类并不重要。人类在 300 万年间只学会了如何用碎石敲打东西。然而，在那之后，情况发生了变化。

人类的第一个合作组织

在 200 多万年前，一系列地质事件的发生使地球上的气候发生了巨大的变化，最终导致气温下降。人类祖先居住的大部分非洲丛林地区也由潮湿变得干燥，曾经稳定的气候变得极度多变。非洲的干旱化从那时就开始了，撒哈拉沙漠因此不断扩张，而这一过程一直持续到今天。

人类祖先大部分时间享受着湿润、潮湿的气候，在这样的气候里，生存相对容易些。但情况逐渐变得非常棘手。干旱化对人类祖先来说具有潜在的灾难性影响，他们再也不能简单地从树上摘取食物，从附近的溪流中大口大口地喝水，而被迫从森林生物变成了草原生物。我们的祖先在气候由湿润到干燥的变化中幸存下来，成了流浪的狩猎采集者。他们流浪在一个更干燥的世界——非洲大草原。这种生活方式几乎改变了人类的一切。

随着"雨林杂货店"的关闭，为了寻找食物和水，我们不得不走得越来越远。这种变化给正在进化的、高耗能的大脑带来了新的压力。我们不仅需要记住自己在哪里，还要决定去哪里，并弄清楚怎么从当前所在地到达目的地。因此，参与记忆形成的脑区海马也能够帮助我们在地面上导航，这绝非偶然。

气候的变化要求我们不仅要学会如何在物理世界里导航，还要学会如何在社会关系中"导航"。这种合作需求很快成为我们在非洲大草原上的一个生存问题。为什么是生存问题呢？因为同其他与我们体型相当的食肉动物相比，我们一直是一个身体非常虚弱的物种。我们的犬齿是如此小且钝，哪怕是咀嚼过量的牛排对它也是一种挑战。相对于动物的爪子而言，我们的指甲甚至不够对付塑料包装。

这些缺陷为我们提供了一个进化上的选择：我们可以让身体变得更大，比如，按照大象的体型进行升级。这意味着我们要进化出一个巨大的、强势的身体，而这需要几百万年的时间。相反，我们也可以选择变得更聪明，改变一些神经网络，优化业已擅长的东西，即构建与维系彼此之间的社会关系。不同于使体型变大，大脑的转变不会耗费太多时间，却会产生与之相同的效果。大脑为我们创造出盟友的概念，也会让群体的力量在个体数量不变的情况下增加一倍。

鉴于上新世人类的平均身高估值为 160 厘米，你可以猜到我们的祖先最终选择了哪条路。

足以对抗猛犸象的合作

事实证明，合作是一种有用的方式。合作帮助人类祖先完成了不可能完成的项目，就像今天一样。当一群 160 厘米高的人学会如何联手后，他们就能完成很多了不起的任务，例如，熟练地制作死亡坑洞。

墨西哥城以北几千米处就有几个这样的可怕坑洞。一群建筑工人在准备挖掘一个垃圾填埋场时发现了它们，还发现了数以百计的猛犸象骨头，这些骨头都集中在其中两个坑内。没有任何迹象显示这些猛犸象是自然死亡的。据统计，那里一共有 14 头猛犸象，还有些远古的骆驼和马的遗骸。这些坑洞并非唯一被发现的史前杀戮坑，但它们的奇怪之处在于，那些动物被宰杀、剥皮并用于某种仪式。一只动物的骨头被排列成研究人员所说的"象征性队形"。每头猛犸象的左肩都不见了，只留下右肩供后世探究。所有猛犸象的头颅都被倒置了。

研究人员推测，远古的猎人挖掘了这些奇怪的坑洞，可能还在里面填满了泥浆。然后，他们把动物赶进坑里并刺死。这些坑大约有 1.8 米深、2.5 米长，空间足够。有证据显示，除了这两个坑，还有一串更大的坑，这表明这里曾经是一个颇具工业规模的巨型杀戮场。

重点是什么呢？一头成年猛犸象肩高约 3.4 米，重约 8 吨。一个 160 厘米高的人是不可能独自猎杀其中任何一头的，而且别忘了，这里有 14 具猛犸象尸骨。对远古狩猎采集者来说，要创造一个猛犸象屠宰场，需要协调许多人的行为。事实上，合作精神几乎可见于墨西哥城坑洞的所有物理特征，包括挖洞、宰割、举行仪式。

目前，这个故事的某些方面还存在争议，显然这些争议会变成今后研究的主题。但有一点毫无异议，那就是进化有能力将一个离地面仅 160 厘米的生物变成石器时代最强大的捕食者。

大脑的内部连接

让我们把时间快进几百万年，到达 21 世纪的今天。现在我们知道，大脑是进化塑造的最强大的问题解决工具之一。它是如何工作的呢？它有哪些怪癖呢？所有的能量都去了哪里呢？当我们研究人类令人难以置信的大脑时，又发现了什么呢？让我们先来了解一些基本的大脑生物学知识。

人类花了好几个世纪才发现这个可连接的内核做了一些非常重要的事情。毕竟，大脑只是待在那里，它不像心脏一样会跳动，也不像肺一样会呼吸。因此，大多数早期的研究只是做一些无聊的绘图工作。早期的神经解剖学家打开头盖骨，然后就开始给看到的脑结构命名。

许多大脑的结构是以我们身边熟悉的物体来命名的。例如，cortex（大脑皮质）的原意是树皮，可能是因为大脑的薄"皮"让一些神经解剖学家想起了树木的一部分。thalamus（丘脑）的原意是房室，可能是因为有人认为它看起来像一个房间，但实际上它并不像。amygdala（杏仁核）取自希腊语中代表杏仁的词，其形状让人联想到硬壳核果。甚至还有一对小巧的圆形结构，叫作乳头体（mammillary body）。据传闻，之所以这样命名，是因为它让神经制图师想起了他妻子的乳房。

早期的研究人员认为，大脑区域是高度特化的，每个脑区都有自己专门的一套工作要做。这些认识的一部分是对的。但对于大脑的结构和功能，现在的脑科学揭示了一个更加细微且动态的图景。如今，我们已经知道，大脑并非由粗劣标签化的、只能完成单一任务的脑区简单集合而成，而是由数百个巨大的、动态的、相互连接的网络交织而成。这一网络也许是你这辈子能看到最复杂的"公路图"。虽然有一些神经细胞群的功能与早期的标签化认识相符，但你可以把它们看作"公路图"中的"城市"。这些"城市"由长达数千米的神经"道路"连接。往每个人那甜瓜大小的颅骨里塞进去的神经道路长度约为 800 千米，比美国国家高速公路总长的 3 倍还要长。

当然，这些道路不是由坚硬的沥青铺就，而是由柔软的细胞构成。大脑中存在许多不同的细胞类型，其中最有名的就是神经元。一个典型的神经元看起来就像一个受到惊吓的拖把，它在一根长棍的末端延伸出一颗毛茸茸的头。每个人的脑袋里大约都有 860 亿个如此奇形怪状的细胞。

为了构建网络的电缆，这些"拖把"首尾相接，相连的地方被一个微小的空间隔开，这个空间叫作突触。一个典型的神经元通常会有几千个这样的突触。神经道路常以令人眼花缭乱的复杂方式连接着，这让大脑看起来就像一捧杜鹃花的根球。

大脑回路的功能

绘制这种"根球图"非常具有挑战性，许多聪明人努力尝试过。但在他们数次消耗掉联邦赤字规模的预算后，我们依然没有得到一个完整的、权威的人类大脑连接结构图谱，科学家称这样的图谱为结构连接组。大脑结构虽然难以绘制，但更难描述的是它们的功能，即特定神经回路是如何协同工作以实现某种认知功能的，我们称之为功能连接组。这些图谱之所以如此难以绘制，原因之一是大脑在某些方面慷慨到令人烦恼：大脑为其内部的神经回路提供了很多"就业机会"。

有些回路的工作内容是相当稳定的，是大脑固有的，在任何人身上都有相似的功能。例如，大脑左侧的两个特定区域布罗卡区和韦尼克区负责人类的语言功能。如果一个人的布罗卡区受损，他就会失去语言表达能力，科学家称之为布罗卡失语症（Broca's aphasia）。但一般来说，患者仍然能够理解口语和书面语。而韦尼克区受损导致的韦尼克失语症（Wernick's aphasia）却正好相反，患者无法理解口语和书面语，但其语言表达能力不受影响。

这种硬连接回路的功能通常极为特定，甚至达到了听起来有些荒谬的程度。硬连接的神经回路不仅包括负责言语功能的回路，还包括负责其他功能的回路。

我们来看一个例子。有这样一位特殊的患者，科学界称他为 RFS。由于某些疾病，RFS 失去了理解数字的能力。他的症状非常奇怪：当他的大脑检测到一个数字时，这个数字的图像就会在视觉上受到干扰，继而翻转，最后变成混乱的视觉斑块。神奇的是，当他的大脑检测到字母时，这种异化不会发生。他可以很好地感知、阅读和书写字母表，他的言语能力也很好。这种怪异病症的原因是他那专门用于处理数字的神经回路受到损伤，而该回路是与其他视觉输入相关回路分开的。

硬连接只是一部分大脑回路的特征，还有许多回路并非硬连接，或者说不是按照某种通用模板建立的。有些回路的配置模式就像指纹一样特别，每个人都不相同。正因如此，绘制大脑的结构图谱并将每个结构与它的功能相匹配，这一进程是非常缓慢的。几十年来，神经科学家们一直在试图找出哪些回路是每个人都有的，哪些又是个体所特有的。然而，寻找的过程让他们备感沮丧。

大脑的可塑性

大脑不仅拥有固定不变的硬连接，还可以动态改变某些神经连接，这让大脑图谱的绘制变得更加困难。动态改变某些神经连接听起来很奇怪，但这在大脑内很常见。实际上，当你阅读这句话的时候，你脑内的神经连接就在发生变化。每当你学习时，你的大脑都会重新连接。每当你处理一条新消息时，神经元之间的连接也会改变。这些改变有时候表现为生长出全新的神经连接，有时候则表现为改变已存在的连接。我们称这种重新连接的能力为神经可塑性。埃里克·坎德尔（Eric Kandel）发现，大脑进化出了神经可塑性来避免过度的硬连接。而坎德尔正是因为这一研究成果，与另两位科学家共同获得了 2000 年诺贝尔生理学或医学奖。

你知道神经可塑性意味着什么吗？这意味着，你的人生经历深刻地影响着你大脑的运作方式，进而深刻地影响着你与压力之间的关系，以及你的创造力。稍后我们会继续讨论这些话题。

大脑的自我重组能力之强，甚至可以达到荒谬的程度，我们来看一个患有严重癫痫的 6 岁男孩的案例。为了挽救他的生命，外科医生不得不对他施行大脑半球切除术，切除了男孩的左侧大脑，即布罗卡区和韦尼克区这两个言语控制中心所在的脑区。你可能认为，用如此毁灭性的物理手段移除神经组织，并且是极度特化的神经组织，这个男孩的余生将不能再说出任何话语，也不能再理解任何言语了。但这些情况并没有发生。两年之内，他剩余的右脑就接管了左脑的许多功能，其中就包括表达和理解人类言语的能力。这个男孩到 8 岁时，言语能力奇迹般地恢复了！

这是否意味着大脑的可塑性很强呢？强到可以自行检测缺陷，然后将自己变成一个临时的神经加工车间，进而在物理层面上进行自我重建？在上述案例中，答案是肯定的。而且，这个男孩的案例并非孤例。在已发表的文献中，有许多类似的大脑可塑性案例，它们都令人感到困惑。约翰斯·霍普金斯大学的神经学家约翰·弗里曼（John Freeman）一直从事大脑可塑性修复方面的研究工作，他说：

> 一个人在接受大脑半球切除术时越年轻，他在说话方面的缺陷就越少。大脑的言语能力会转移到右半球的什么位置？新建立起来的言语能力替换了右半球原有的什么能力？没人知道答案。

以上问题仅仅是研究人员在创建全面连接组的过程中面临的部分挑战。实际上，要想实现这一目标，我们可能还有好多年的路要走。然而，我们对大脑的工作原理并非一无所知。我所在领域的研究人员已经选择专业化分工，并采用分而治之的科学策略。我们将一起来了解这样的策略是如何运作的，以及科学研究是如何因此而产生变化的。

历史上的相关研究工作可分为三个不同的领域。第一个领域是大脑的分子水平研究，该领域的科学家专门研究微小的脱氧核糖核酸（DNA）片段是如何影响大脑功能的。第二个领域是大脑的细胞水平，这里所说的细胞就是我们在前文讨论过的那些微小的、受到惊吓的"拖把"。这一领域的科学家专注于研究大脑功能在细胞水平的体现。细胞水平的研究既可以深入到细胞个体水平，也可以扩展到细胞群体，即神经网络。第三个领域是大脑的行为水平研究，这是实验心理学和社会心理学的领域。本书的几乎每一章中都会谈及这两个领域的相关研究。

值得庆幸的是，随着时间的推移，分子、细胞、行为这三大领域之间的分界线已经变得模糊，许多研究人员同时在多个领域内积极地探索问题。我们甚至为这种融合提供了一个总括性的术语——认知神经科学，我将在本书中经常使用这个词。认知神经科学领域的科学家热衷于将生物过程与行为联系起来。到目前为止，最麻烦的研究就是行为学研究，这值得特别一提。

我的怀疑论与暴躁因子

在我的科学研究生涯中，经常有商业人士咨询有关人类行为的问题。在咨询的最后阶段，我们通常会讨论如何以科学的怀疑态度来看待大脑研究。我是个脾气温和的人，但作为一个对精神疾病感兴趣的分子生物学者，听到关于人类行为复杂性的错误说法，或者看到根本不提人类行为复杂性的做法，我就会变得非常暴躁。我们能看到很多这样的鸡汤文，尤其是在自助建议领域。一位客户将这种怀疑态度称为梅迪纳暴躁因子（Medina Grump Factor，MGF）。这意味着我分享的事实是有依据的，有经过同行评议的科学研究的支持，也被重复验证过很多次，就像大多数其他科学家一样。

本书中的信息也同样经过梅迪纳暴躁因子的过滤，但为了便于阅读，我没有在文中直接嵌入参考文献。你可以自己查阅这些文献。

那么，我是如何教导我的商业客户，让他们将大脑研究应用于商业世界的呢？我不能只靠对时下流行的元素表示不满来显示自己的专业性。通常，我会告诉他们记住以下四个问题。

问题一：脑科学的研究仍然不够成熟

即使是对于大脑的基本功能，我们仍然处于最初的了解阶段。经过这么多年的努力，我们仍然不知道为什么大脑会知道如何完成签名，或者为什么会记得下午 3 点去接孩子。脑科学还需要很长一段时间，才能够告诉我们是什么成就了一位伟大的领导者，又是什么成就了一名称职的停车管理员。

问题二：许多结果难以复现

人类的行为是混乱的，有关这一切是如何运作的研究有时也同样混乱不堪。来看一下几年前震撼行为研究界的一个可怕发现：我们并不总是能够复现实验心理学中的某些重要研究成果。弗吉尼亚大学的研究人员布赖恩·诺塞克（Brian Nosek）创建了一个名为"再现性项目"的课题，旨在复现某些著名的行为学研究成果。他和他的同事发现，已发表的实验心理学结果中只有一半可以成功独立地复现。

虽然这样的重新审视无异于在行为科学领域掀起一阵冲击波，但依然是一件好事。许多科学家开始煞费苦心地重新审视旧的研究结果，以找到欠妥之处，并在必要时修正结论。诚然，这令人沮丧，因为我们本来就对大脑功能知之甚少。现在，连一些我们认为可靠的甚至经典的研究结果，也必须重新接受审视。

问题三：行为的起源很复杂

你可能对关于先天和后天的古老辩论早有耳闻。多年来，这一辩题一直存在着派别冲突，一派认为行为主要取决于遗传因素，是先天决定的；而另一派则认为行为主要取决于非遗传因素，是后天形成的。

如今，研究人员已经签署了"休战协议"，他们承认几乎所有的人类行为都同时取决于先天因素和后天因素两种成分。在分子、细胞、行为科学领域中努力工作的科学家一旦认识到行为同时具有先天性和后天性，就会进行更有见地的研究，打破研究边界，参与跨学科项目。我也告诉过客户，他们能想到的几乎每一种行为背后都有先天和后天因素在同时起作用。关键就在于两者的贡献占比。

问题四：通过预言看未来固有的问题

最后一个关注点，是我最近在与客户的谈话中才提及的。本书的正文写于 2020 年至 2021 年，正值新型冠状病毒感染疫情（简称新冠疫情）期间。全球的商业界跟跟跄跄，仿佛被这无形的对手结结实实地打了一拳，看着让人心痛。许多领域的研究人员仍在评估疫情造成的损失，研究疫情在社会和经济层面导致的混乱所带来的长期影响，这些研究可能会持续数年。由于这次疫情是近期发生的，关于其影响的严格可靠的证据目前还非常罕见。因此，我曾警告客户不要过分依赖那些声称能对疫情后的工作前景做出预言的人，因为他们是靠"行为水晶球"做出的预测。

如果过去只是序幕的话，大多数人无论如何都会搞错。预言是危险的，没有哪个例子比试图理解所谓的"工作与生活的平衡"更能说明这一点了，我们将在第 5 章讨论这个问题。虽然有些人认为新型冠状病毒（简称新冠病毒）已经永远改变了一切，但我对此不太确信。社会学家最终会理解疫情的影响，你我也终究会明白，但个中细节必须留给之后的书来解答。我们不会在本书里预测未来，我们会重新想象未来。

综合来看，即使有梅迪纳暴躁因子的"大力协助"，我也坚信认知神经科学对商业世界有很多启示。本书中依据科学证据提出的建议，非常值得去检验，甚至是尝试。如果有人给商业戴上认知的"五指手套"，它会变成什么样子？只要去检验、去尝试，我们就会慢慢得到答案。

01　大脑喜欢团队合作　/001

要想让团队合作的生产力更高，多用这三种人：社交敏感度更高的人、能够让人轮流说话不打断的人，以及女性。

√　为什么在 12 人餐桌吃午饭的员工要比在 4 人餐桌吃午饭的员工更高产？

√　为什么团队会议中，如果某些成员长期主导谈话，团队的群体智慧就会降低？

√　为什么团队里的女性越多，就越容易成功？

√　为什么在团队里定期组织读书会，就能让团队生产力提升？

　　为什么真正的颠覆性研究几乎总是发生在少于 5 人的团队中？

02　大脑讨厌视频会议　/029

想要线上会议开得好，请先关掉摄像头！还有，不着痕迹地将对话引向沉默了很久的人。

- √ 为什么初次见面时，对方看着你少于 1.2 秒，你会认为他在忽视你；而超过 3.2 秒，你又会感到不舒服？
- √ 为什么只用语音电话参与会议，你就不会那么累？
- √ 如果你在家里工作，为什么一定要给工作划分出一个专属空间，哪怕只是抽屉柜上，或者餐桌的一个角落？
- √ 为什么不要把最易激发负面情绪的任务推迟到你精力最少的时候，比如下午 3 点？

03　大脑喜欢待在大自然　/053

设计办公空间时，为什么不把塞伦盖蒂大草原时代的影子带进来呢？多些自然光、绿植，哪怕只是绿色元素。

- √ 为什么日程安排过多会让你胜任工作的能力严重下降，而慢慢看天上的云、盯着水族馆里的鱼，反而会让你创造力激增？
- √ 为什么在没有阳光的重症监护室里，病人的平均住院时间要比有阳光房间里的病人长 43%？
- √ 为什么居住在绿地附近 3 千米以内的人，相当于获得 20 000 美元的加薪？
- √ 为什么在种满植物的办公室里，人们的生产力水平能提升 15%？
- √ 为什么全是开放式办公空间的环境，人们的生产力水平会直线下降，而错误率和压力都会飙升？

06 大脑容易追求自我利益 /133

当新任管理者手中第一次握有权力时，共情能力都会下降，而他们自己甚至意识不到这一点。所以，需要有人跟他们谈一谈，让他们不落入权力的陷阱。

√　为什么几乎任何人在获得权力后都可能会陷入脆弱的境地？

√　为什么拥有权力的人情绪探测能力会大幅下降（达 46%）?

√　为什么被赋予权力的人在实验室条件下作弊的可能性增加了 20%？

√　为什么朋友对于那些有权力的人来说并不那么有用？

07 大脑更关注有说服力的信息 /161

通过讲述故事传递的信息更容易让人记住，因为大脑的多个区域都被叙事激活了。

√　为什么做演讲时，最想让人记住的信息要放在最开始说？

√　为什么一名受伤橄榄球运动员的故事比一只可爱小狗的故事更适合用来开篇？

√　为什么在一个视觉演示中加入音频，会节省听众 60% 的时间？

√　为什么图片远远多于文字的幻灯片，更容易说服别人？

08 大脑讨厌生存威胁

任务冲突、关系冲突和价值冲突是工作中常见的三种冲突类型，
都是因为大脑感受到了生存威胁！一支笔的干预立马有用。

√ 为什么只会感同身受没有用，还必须有同情心才能解决冲突？

√ 为什么外热内冷的人比外冷内热的人更容易构建良好的职场关系？

√ 为什么写下在工作中和别人发生的矛盾，会提高你解决问题的
概率？

√ 为什么给人们更多时间思考和决定，能让他们更不容易受到偏见
的影响？

09 大脑讨厌失控的压力

人最大的压力源，来自工作与生活的界限正在消失，因为我们
只有一个大脑，却不得不用在工作和家庭两个地方。公司要给
员工必要的支持，以重新掌控平衡，这对生产力提升没坏处。

√ 为什么有一个性格积极的人生伴侣，会让你在事业上获得更大的
成功？

√ 为什么疫情期间，女性失业人数骤增，男性就业人数反而增加？

√ 为什么为已婚夫妇提供产假，相当于节省 3 000 亿美元？

√ 为什么给刚出生的孩子投资，能够获得高达 100 倍的回报？

10　大脑讨厌改变自己的想法

但不是没有办法让它改变。与其依靠意志力，不如创建一个培养好习惯的环境，更容易让人达成目标。

- √　为什么有耐心、有意志力的人也无法做出积极的长期改变？
- √　为什么住在离健身房 6 千米以内的人，会比其他人每月多锻炼至少 5 次？
- √　为什么延迟满足对学习新事物来说是一个糟糕的选择？
- √　为什么每次都给予固定的奖励反而不利于养成新的习惯？

Brain
Rules for Work

01

大脑喜欢团队合作

要想让团队合作的生产力更高，多用这三种人：社交敏感度更高的人、能够让人轮流说话不打断的人，以及女性。

原本，我打算以斯科特·亚当斯（Scott Adams）作品中的一句台词作为本章的开场。亚当斯以漫画的形式创作了一个总是很倒霉的上班族角色——呆伯特（Dilbert），以其为主角的系列作品经常刊登于报纸漫画版面。在某幅画面中，呆伯特的老板与呆伯特所在的团队开会复盘近期工作成败。面对不尽如人意的团队表现，老板对所有人说："我只有一个象征团队荣誉的杯子，想要有水喝，你们必须轮流来。"

但现在，我认为有必要以另外一种方式开场——描述《小鹿斑比遇见哥斯拉》（*Bambi Meets Godzilla*）这部上映于 1969 年的动画短片。

这部短片一开始播放了冗长的片头滚动字幕。背景是轻柔的田园音乐和斑比悠闲自得地吃着草的画面。一分钟后，哥斯拉怪兽那布满鳞片的巨型大脚从天而降，一脚将斑比踩扁。这一暴力镜头结束之后，屏幕上出现两个字——剧终。致谢滚动字幕很快出现：感谢日本东京"为影片提供哥斯拉怪兽"。之后，屏幕归于黑暗。

为什么以哥斯拉而不是呆伯特开头呢？因为对那些需要面对面交流的工作来说，在 2020 年，一只同样强大、同样出乎意料的大脚将原来的工作概念碾碎了，而那只脚就属于新冠病毒。

面对突如其来的扰乱，有没有人能告诉我们，怎样才能在隔离的状态中让团队高效地工作？认知神经科学能不能给我们一些启示呢？

幸运的是，行为科学至少可以给我们一些指引。原因很简单：达尔文比新冠病毒更厉害。作为商业运作主要动力的团队合作和社会协同，早在4万年前就已有迹可循。那时候，人类个体之间的互动合作解决了两大进化需求——食物和安全。在生存环境严酷的塞伦盖蒂大草原上，如果没有团队合作，人类就无法生存。在当今的社会环境中，情况亦然，甚至在任何一个规模超过两人的公司董事会会议室里，团队合作都必不可少。

在疫情暴发前，无论是小卖部还是巨型跨国公司，个体之间的面对面合作已成为商业活动的常态。一项发表于2016年《哈佛商业评论》的研究表明，管理者和员工花费在合作交流上的时间相比之前激增了50%以上。该研究还显示，对许多工作来说，75%的日常工作内容包含与他人进行交流互动。

甚至连科学研究也有此趋势。在我学术生涯的起始阶段，我偶尔还能碰到只有一个作者的学术论文，如今，这种论文已经是"濒临灭绝的物种"。1955年，只有约18%的社会科学论文是由团队完成的。到2000年，这一比例已经达到52%。1960年左右，一份生态学杂志上60%的论文署名是单一作者，而在最近的10年里，这项数据已下降至4%。

虽然团队合作是一个古老的概念，但时至今日，团队合作的实际效果依旧不尽如人意。很多时候，团队产出并不能保证比个体产出之和要多。相信我们每个人都经历过这种糟糕的团队项目，身处其中的你，可能会幻想要是可以自己做就好了，毕竟没有伙伴时更高效。但是，就统计数据而言，还是团队更加多产，这也是疫情前团队合作盛行的原因。在可预见的未来，当我们摆脱病毒的影响后，团队合作也会再次盛行。

好团队和坏团队的区别是什么？虽然没有一个适用于所有公司的万能答

案，但是相关研究已经清晰地揭示了多产团队和低产团队的区别。我会从行为层面和生化层面予以解释。当我们慢慢脱离被迫隔离的状态时，我们将会发现创建高效团队是一个相当简单的事。请注意，我并没有用"容易"这个词，因为简单并不代表容易。

组队，还是不组队

我们先从几个问题开始：团队有多高效呢？团队真的能让我们多产吗？一起来看看当我们在咖啡桌或其他地方靠近同事的时候，会发生些什么。

一项来自亚利桑那州立大学的研究发现，在 12 人餐桌吃午饭的员工要比在 4 人餐桌吃午饭的员工更加多产。来自麻省理工学院媒体实验室的本·瓦贝尔（Ben Waber）推测，"这得益于更多的对话机会和更大的社交网络"。看起来，员工之间自发的交流行为提高了生产力。瓦贝尔发现，那些能让员工轻松地融为一体、相互交流的公司能提升员工 25% 的生产力。这些公司通常会有全公司成员参与的午餐时间以及咖啡时间。

25% 是一个惊人的数字，但自发交流行为并非总能提升团队的生产力。不过幸运的是，有多得令人惊奇的研究都支持这样一个观点：相对于单打独斗，团队能更好地解决问题。这是因为团队更具创造力和智慧，能更好地指出错误之处。当公司鼓励员工进行团队合作时，盈利能力就会上升。有研究表明，员工似乎也同意这一点。对公司的盈利能力而言，至关重要的因素是什么？56% 的受访者表示是合作。疫情之所以能够将商业组织置于危险之地，原因就在于社交隔离使团队合作无法顺利地进行。

无论这些研究多么可靠，事实上也不是每个人都像麻省理工学院或谷歌一样对团队合作充满热情。理查德·马卡姆（Richard Markham）就是一位著名的持异议者。他是哈佛大学的心理学家，长期研究团队交流。他发现大多数团队实际上并不能顺畅合作。争名夺利引发的内讧、不合理的分工、对目标的意见分歧，这些因素像砂纸一样磨掉了团队原本可能创造的价值。在一次接受《哈佛商业评论》的采访时，马卡姆说："如果你有一个团队，我完全同意你的团队有创造奇迹的可能性……但是别全指望它，因为许多研究表明，就算团队拥有了一切所需的资源，其表现仍会不佳。"

马卡姆当然并非完全否定团队合作。在那次采访中，马卡姆无意间为团队指出了一条出路。他提出团队失败的主要原因是成员之间缺乏信任。

万幸，我们有一套方法可以测量团队内部的信任度。我们可以用它来发现糟糕的团队，也可以用这一方法来考量一个优良的团队。测量方法有许多种，来自行为学、生物化学等多个领域。接下来，我们以一个生物小分子的故事为例，发现这一小分子的科学家因此获得了诺贝尔奖。值得一提的是，这位科学家正是主要通过团队合作完成了这一壮举。

亚里士多德的智慧

相较于非社会性物种，为什么人类可以合作得如此之好？当科学家试图解答这一问题时，他们在大脑中发现了可能是有史以来最友好的分子——催产素。

催产素有很多功能，其中一个强大的功能是使人们彼此信任。在一个实验中，吸入富含催产素喷雾的被试会在金钱方面更愿意相信陌生人。研究人员称这种趋势为"增强的社会学习"。我们的社会需求竟然影响到了生物化学领域。

这位探索信任和催产素之间关系的研究者也碰巧获得了"年度最性感男人"的奖项。科学家鲜少获得这样的奖项，这就是为什么听到他获奖时，我们都竖起了耳朵。这位极客之神，"2005年十大最性感极客"之一，就是来自南加利福尼亚州的保罗·扎克（Paul Zak）。就算扎克没有因为性感的外表而获奖，他仍然是催产素和行为学研究领域的世界权威。

麻省理工学院有些狂热者极度推崇团队合作，认为团队是解决问题的机器；脾气暴躁的马卡姆却经常嘲讽说"团队并非如此"。而扎克的研究极大地化解了两者之间的分歧，他们都可以在扎克最有趣的催产素发现中找到支持自己的证据。扎克发现，精神压力会抑制催产素的分泌。没有催产素，人们很难再生出相互信任的感觉，这就是为什么压力往往会破坏人际关系。这一结果直接指出了是什么让一些团队运转良好，而让另一些团队陷入困顿。

这里有必要提一下谷歌的亚里士多德项目，该项目旨在测试扎克在生物化学领域的上述发现，并在不经意间证实了马卡姆脾气暴躁并容易陷入消极情绪的原因。

在谷歌著名的人力资本分析部门发挥巨大作用后，亚里士多德项目要求谷歌公司人员进行内部审视。他们从内部观察分析了谷歌工作障碍团队和高产明星团队之间的区别。结果表明，二者最大的区别在于心理上的安全感，这正是扎克的研究对象。为什么？因为心理安全与信任有关。

谷歌的超级明星团队成功的最重要因素，就是提供了一种能让每位成员都感觉可以安全地进行"人际冒险"的情感氛围。其他因素当然也很重要，例如守时、拥有共同的信念等，但这些都不及团队成员相互信任来得重要。

其他研究人员也有相同的发现。在这些研究中，最细致的可能来自当时在麻省理工学院任教的安妮塔·伍利（Anita Woolley）。和亚里士多德项目组一样，伍利好奇是什么成就了聪明且高产的团队。是否存在一种可量化的、与个体智慧截然不同的群体智慧呢？群体智慧是不是只有当所有成员一起工作时才会涌现？团队作为一个整体，其表现是否优于各个成员之和？你可能也知道，亚里士多德正是以提出这类问题而闻名于世的。

我好奇于互联网是否知道答案。

c- 因素的三个组成要素

为了回答这些可追溯至亚里士多德的古老问题，伍利及其同事招募了近700位被试来做群体行为测试。她将被试分为不同团队，并分配给他们一系列任务。每个任务都需要不同的合作技巧，例如，创造性地解决一个思维问题，或者规划一个行程。

不出所料，一些团队配合得相当出色，而一些团队却是一团糟。是什么让成功的团队如此成功？乍一看，数据让人相当困惑。一些团队由强大的领导者控制，而一些团队的权力分布则相对均匀。一些团队拥有高智商的成员，他们精心地将解决方案划分成一个个小任务，而另一些团队则根据每个成员的长处来分配任务。其中有太多的变化，洞察力在这里显得无用武之地。在观察团队成员之间的关系问题之前，伍利没有发现任何一个能够预测团队成功的共同点。

后来伍利发现，所有成功的团队都有一种共同的"超能力"，那就是他们的成员对待彼此的方式非同寻常。在这种关系处理中，亚里士多德式的群体智慧产生了。而正是群体智慧预测了团队的成功程度。伍利将群体智慧命名为群体因素（collective factor，简称 c- 因素）。一个团队的 c- 因素得分越高，他们执行任务时就越成功，无论这个任务有多复杂或有多平常。c- 因素导致的差别绝对不容小觑。

c- 因素包括三个组成要素。你可以把 c- 因素想象成一个由三条腿支撑起来的凳子。在伍利的研究发现中，三个组成要素缺一不可，它们分别是：

- 团队成员能够读懂彼此的社交信号。

- 团队成员能够轮流发言。

- 团队里女性成员越多，c- 因素得分就越高。

波拉特和团队合作有什么关系

c- 因素凳子的第一条腿与心理推测能力（theory of mind）有关。心理推测能力是一个复杂的认知工具，是神经科学版的读心术。著名的喜剧演员萨夏·巴伦·科恩（Sacha Baron Cohen）演过的角色很适合用来讲解心理推测能力。

从波拉特（Borat）到阿里吉（Ali-G），萨夏的喜剧作品中经常会出现一些有情绪感知障碍的角色。在为电影《独裁者》（The Dictator）做宣传时，他就饰演了这样一个角色。为了扩大宣传效果，他经常将电影角色的完整性格展现在采访中，其中就包括传奇喜剧演员兼电视脱口秀主持人乔恩·斯图尔特（Jon Stewart）对萨夏的一次采访。一开场，"独裁者"萨夏就从腰间掏出一把镀金手枪并放到斯图尔特的桌子上，吓得观众倒吸一口凉气。

采访从那一刻起就变得一发不可收。"独裁者"谈论的话题包括他对各种性行为的详尽描述，以及他朋友的逝去。在整个过程中，萨夏扮演的独裁者从未意识到他的一言一行都令观众反感。

萨夏扮演的独裁者角色缺少什么呢？科学家们会说，他缺少心理推测能力。与萨夏的独裁者形象不同，拥有强大心理推测能力的人不仅善于从他人脸上读取情绪信息，也能够站在别人的角度思考问题。

我们是如何知道这些的呢？尽管读取他人面部信息的能力看起来和换位思考的能力不同，但是研究表明，两者都源自心理推测能力。心理推测能力是一种理解他人心理、意图和动机的能力。这一能力最核心的部分是发现隐藏在他人内心世界的奖罚规则，进而构建出一套关于他人内心的"理论"。为了完成这一构建过程，我们的大脑需要读取多种身体信号，其中最重要的就是面部表情。提取面部信息对大脑来说非常重要，因而大脑拿出了一整块脑区——梭状回，专职处理这些信息。

心理推测能力是可以量化的，也就是说，当变化发生的时候，科学家能够检测到这种变化。这一心理测试方法叫作 RME（reading the mind in the eyes），字面意思是"通过眼睛读懂心灵"。进行 RME 测试时，你会看到一系列拥有不同表情的人脸。你要做的是猜测这些人脸背后隐藏的情绪。RME 测试会设置一些障碍，比如，你只能看到一双眼睛。拥有强心理推测能力的人在测试中能够表现得很好，而拥有弱心理推测能力的人则相反。因为 RME 测试方法强大且稳定，有时候人们也用它来诊断孤独症。

RME 的发明者西蒙·巴伦·科恩（Simon Baron Cohen）是剑桥大学的脑科学家，也是研究孤独症的世界权威之一。如果你觉得这个名字很熟悉，那就对了，他是萨夏的堂兄。我无法想象他们的家庭聚会会是一个什么样的场景。

心理推测能力以及 RME 测试和 c- 因素有什么关系呢？伍利用 RME 测试得出的结果来计算她所称的"社交敏感度得分"（social sensitivity score），这就是 c- 因素凳子的第一条腿。社交敏感度得分高的团队更容易成功。

满嘴食物的时候不要说话

c- 因素凳子的第二条腿是轮流发言。要知道其确切意思，我们不妨跟随我的家人一起体验下游戏之夜。

在我成长的过程中，我的家人最喜欢玩的游戏之一是一个叫作垄断交易（Pit）的卡牌游戏，它模拟了旧时商品交易所的公开喊价交易模式。在游戏中，你必须对其他人大喊大叫、交换卡片、打断别人、控制，目的是在市场上垄断某一种卡牌。我们家的气氛异常热烈，导致我们经常无法听清谁说了什么。

造成这一混乱的原因在于，虽然游戏创造了一个轮流发言的机制，但这种机制既不能让人公平地轮流发言，也不能让人进行真正的交谈。伍利发现，如果一个团队的运作更像垄断交易游戏，参与者争抢发言时间，那么这一团队就很难高产。我家人对游戏的热情可以证明这一点。伍利同时也发现，c-因素得分高的团队会以相反的方式进行交谈，解决问题时没有人主导谈话，大家轮流发言。这一指标可以用每个成员的"演出时间"（air time）来衡量。伍利写道："由少数人主导的团队，群体智慧更低下。而拥有平等发言机会的团队，群体智慧更非凡。"

没错，在团队会议中，如果某些成员长期主导谈话，那么团队的群体智慧就会降低。

另外一个对轮流发言至关重要的因素是打断发言，这是垄断交易游戏最鼓励的一个规则。实际上，我们可以通过测量一种叫作反应偏移（response offset）的指标来反映发言受到干扰的情况。反应偏移是从一个人停止说话到另外一个人开始说话之间的间隔。在正常的谈话中，反应偏移大约为半秒钟。当发言被打断时，反应偏移为零。

在男女混合群体中最容易观察到零反应偏移。这一引人注目的现象是人们在研究美国最高法院的笔录时发现的。研究人员发现，女性法官有32%的发言时间被其他人打断。然而她们并没有进行对等的"反击"：女法官只花了4%的时间去打断别人。

在法庭外，情况也是如此。在一项实验里，研究人员对3分钟内的谈话中断进行了评估。在这3分钟的时间里，男性打断了女性两次，而男性只打断了其他男性一次。平均而言，男性打断女性的次数比男性打断男性的次数多33%。

为什么轮流发言会产生如此大的影响呢？当人们可以发言时，他们的意见就有机会得到倾听，他们会感到被重视，也会感到安全。而当发言切换不均衡，即一个人占据主导地位，或者发言经常被打断时，人们很难会有类似的感受。沉默的大多数人会突然意识到，他们的意见可能并不像其他人的意见那样重要。这可能是信任在运转良好的团队中至关重要的原因之一。记住，缺乏信任是团队失败的原因所在。如果没有人强势地主宰团队，没有人打断他人的发言，信任就有机会生根发芽，生产力也会随之蓬勃发展。这一过程的发生是潜移默化的。

女性在团队中的作用

c- 因素凳子的第三条腿可能是最具争议性的。伍利发现，c- 因素得分通常与女性成员人数呈正相关。团队里女性成员越多，c- 因素得分就越高。

原因是什么呢？实际上，这就是争议性根源。伍利说，在她的被试样本中，女性的社交敏感度得分要比男性高，这一点与前人的研究结果一致。参加实验的女性在 RME 测试中的得分都更高，这反映出她们的社交敏感度，即心理推测能力更强。

这里有一点特别重要，即"与前人的研究结果一致"，而伍利指的是那些显示女性在 RME 测试中表现得更好的研究。牛津大学研究人员罗宾·邓巴（Robin Dunbar）[①] 认为，拥有这一优势的原因是女性在所谓的二阶和三阶心理推测能力任务中的平均得分高于男性。

伍利可能还提到了另外一些研究，这些研究涉及 c- 因素凳子的第二条腿。研究人员早就已经了解到，在西方商业文化中，男性的社交风格往往充满了主导的意味。他们倾向于发号施令，也经常使用一些非言语的方式来表

---

① 罗宾·邓巴是著名进化人类学家，牛津大学认知及进化人类学学院院长、教授，"邓巴数"提出者（"邓巴数"即人类智力允许人类拥有稳定社交网络的人数——150，邓巴理论被认为是诸多人力资源管理及社交网络服务的基础）。他著有多部深度解读社群的经典著作，包括《社群的进化》《大局观从何而来》《最好的亲密关系》《人类的算法》。上述图书的简体中文字版均已由湛庐文化出品、四川人民出版社出版。——编者注

现自己的支配地位。例如，抬高下巴、与人直接眼神接触，以及用手和身体做出攻击性的姿势。

相反，女性在商业活动中并不那么强势。她们也会做出强硬的决定，积极性丝毫不输于男性同行。不同的是，她们会选择一种更民主的策略。这是一种引人注目的平等主义行为，她们把群体的需求放在首位，并在可能的情况下促成共识。她们更愿意表现出友善并带给他人安全感，所以她们露出微笑，而不是抬高下巴，以此向他人表明人际互动是她们优先考虑的事项。正如我所说，c- 因素中的第三条内容具有争议性：之所以女性越多，c- 因素得分越高，可能归根结底是因为女性较好地做到了 c- 因素的第一条和第二条。

当我们问到一个团队需要多少名女性时，事情就变得更加复杂了。答案是：女性越多，c- 因素得分就越高。研究结果表现出了一种"剂量依赖性"，但它是有一个天花板的。当团队只由女性组成时，这个天花板就出现了。此时，c- 因素曲线就会趋于平缓。这一发现与大量的研究结果相一致，即团队成员的多元化是团队成功的一个重要原因。

c- 因素可能只是团队成功的原因之一。这是我们将在本章后面讨论的一个问题。现在，我怀疑你正在想，要做什么才能提高你所在团队的 c- 因素得分。让我们从一个短句开始探讨这个问题："认识你自己。"首次提出这个短句的并非亚里士多德，而是另一位伟大的希腊哲学家苏格拉底。试着回想一下你曾经的样子，你在幼儿园的表现如何，那时的你还是一个"菜鸟"。今天你用来与他人相处的许多方式，都是从很久以前发展起来的。这些方式中，有些是好的，有些是坏的。

三岁看老

那些可以预示你能否在经济上获得成功的行为，大部分在你年轻时就已然出现。神经科学领域的研究人员对此了解颇深，他们甚至能够根据你在幼儿园时的表现就预测你未来是否会致富。但他们花了近 30 年时间才发现了这一点。

在加拿大，研究人员监测了 3 000 名学龄前儿童的社交行为，这些行为包括亲社会行为、反社会行为、专注行为。其中，亲社会行为包括儿童之间的合作能力以及结交朋友、维持友谊的能力，反社会行为包括攻击行为和一般意义上的反对他人，而专注行为则包括注意力是否集中、是否多动。

这些孩子以后的生活会是怎样的呢？为了得到答案，研究人员等待了 30 年。研究人员设置了许多衡量成年生活是否成功的标准，这些标准包括工作和经济上的成就。儿童时期的一些行为是否能够预测未来的成功呢？又是否能够预测未来的失败呢？

对于这两个问题，答案都是极其肯定的。幼儿园时注意力不集中的个体在 30 年后的收入几乎都比较低。而攻击性和对抗性较强的孩子成年后，不仅收入较低，而且更有可能入狱、滥用药物，或两者皆有。

相反，幼儿园时在课堂上越专心的个体，成年后的整体收入越高。他们发展的亲社会技能越多，就越有可能交到朋友。并且，这些个体在学校里的表现也更好，而这意味着他们更有可能考上大学并获得更高的收入。值得一提的是，个体在校表现与其结交朋友的能力相关。

这些发现只是从海量数据中提炼出来的一些相关性结果，我们可以用一句话来概括：社交技能影响个人成败。这些研究结果也解释了为什么人们很难做出改变。因为社交技能一旦形成，就会深刻影响我们的行为轨迹。

好在，一些有据可查的方法能为我们提供改变的机会。例如，我们已经知道如何提高心理推测能力。研究表明，这既是一种可习得的技能，也是一种先天特质。我们还知道如何行动才能做到不再霸占谈话主导地位、不再打断别人。如果你是一个习惯于在谈话中打断女人的男人，那么这些方法对你来说更加重要。

要做到这些虽不易，但绝非徒劳。你的过往塑造了你，但可喜的是，你已不再生活于过往。现在你拥有的一切，也是你做出改变所需的一切。

是时候开始行动了，不妨从下周一开始做下面的事情。

不以自我为中心

幸运的是，你可以做一些事情来加固 c- 因素凳子的三条腿。让我们从心理推测能力开始。

我在前面提到，心理推测能力既是一种可习得的技能，也是一种先天特质。那么，我们如何才能提高这种微妙的心理推测能力呢？答案是关注别人，而非自己。

科学家们知道如何让人们变得不那么以自我为中心吗？两个实验表明，他们知道。第一个实验针对适应不良型自恋者（maladaptive narcissist），他们是地球上最以自我为中心的人。第二个实验的研究对象是读书俱乐部。没错，读书俱乐部。

我们先探讨第一个实验。适应不良型自恋者参与的实验是在英国开展的。研究人员对两组人进行了自恋评估，其中包括评估他们对令人不安的、能引发共情的叙述的反应。研究人员采集了被试的行为和生理数据，其中生理数据包括自主神经反应，例如心率。

对于非自恋的普通人群，当听到或看到能引发共情的故事时，他们的神经系统反应通常会加剧。这是一个测量被试反应的绝佳手段，因为它不依赖于被试不准确的自我陈述。

实验开始时，两组被试中的自恋者都听到了一些令人痛苦的叙述，包括一个家暴幸存者的故事和一个伤心失恋者的故事。第一组，即对照组，面对的是中性问题，比如："你昨晚在电视上看了什么节目？"紧接着，他们的生理数据被采集和评估。真正的自恋者面对那些悲惨的故事时是不为所动的，他们的生理反应就像平时看电视一样，没有任何改变。

第二组被试同样要回答一些问题，但这些问题是关于刚刚听到的悲惨故事的。被试要想象故事的主人公在经历创伤时的感受。他们要回答"如果这件事发生在你身上，你会有什么感觉"，以及其他可以强行将焦点转移到他人身上的问题。随后，研究人员同样评估了他们的行为和生理反应。

不出所料，第二组被试的共情指标得分飙升。他们的心血管反应也跟着增强，自主神经反应相比于对照组增加了67%。研究结果表明，"当被要求与悲惨故事中的主人公换位思考时，与适应不良型自恋有关的共情障碍和心率缺陷都消失了"。

是的，消失了。甚至高度不敏感的人也被打动了。令人吃惊的是，并不需要太多的努力就能打动他们，即使是简短的指导语也能改变他们的神经系统。

这些数据强调了一个双重主题：低产团队最有害的特征之一是以自我为中心，而最有力的"解药"之一是以他人为中心。如果人们能够经常"居住"在他人的世界里，并且思考在其中生活会是什么样子，那么所有的一切都会变得更好。这并不容易，但并非不可能实现。

研究人员知道人们如何才能减少以自我为中心的做法，这意味着我们可以从这些数据中挖掘到有价值的信息。而且，我们不必成为某人的咨询师、父母或其他权威人物，就能够做到这一点。

奇怪的是，1984年，北美票房排名第五的一部电影就说明了这一点。

文学——心灵的飞行模拟器

我说的电影是原版的《龙威小子》（*The Karate Kid*）。电影里有一位像胡桃一样干瘪的年迈空手道大师宫城，他是高中生丹尼尔·拉鲁索的武术老师。起初，宫城要求丹尼尔在他家周围做一些重复且无聊的工作，例如给栅栏刷漆、打磨地板，还有更令丹尼尔难忘的给汽车打蜡的活儿，以练习一些特定的动作技巧。当丹尼尔在做这些家务时，他实际上是在学习空手道的基本功，而这些基本功最终将他培养成为一名赛场上的战士。当时的我对此感到难以置信，此刻的你兴许也是同样的感受。

不过，信不信由你，宫城先生实施的是一种被我们称为远迁移（far transfer）的学习方法，即一项技能的练习无意中导致了另一项技能的熟练。虽然做家务是为了学习空手道这种说法听起来有点儿牵强，但远迁移并非不可信。这使我想到了读书俱乐部。读书俱乐部的一个目标是通过读书帮助人们提升认知技能，这其实就是迁移学习的一个例子。通过阅读好书，你可以提高心理推测能力。

接下来是第二个实验。在这个引人入胜的实验中，纽约的研究人员曾试图证明这一点。他们测试了一组被试的心理推测能力，然后再让他们阅读文学作品。之后，和之前提到的自恋者被试一样，被试需要深入理解故事，讨论故事中的人物并预测他们在某些情况下的行为。这种练习迫使他们与文本进行深入的接触，就像人们在一个振奋人心的读书俱乐部中可能会经历的那样。和自恋者一样，他们的行为也发生了变化，心理推测能力的得分上升了约 13%。

这是一个远迁移的佳例。这项研究之所以成功，正是因为在一个领域的实践能够使另一个领域受益。研究人员认为是远迁移学习起了作用，因为文学作品模拟了真实世界的人际关系，给人们提供了关注他人世界的机会。这会让人们在现实世界中变得更容易关注他人。正因如此，一些研究人员称小说是心灵的飞行模拟器。有趣的是，这些实验只有在被试读好书（这些书大都获得了一些文学奖项）的情况下才会成功。通俗小说并没有用，非虚构类文学作品也没有用。

这意味着什么呢？如果团队能成立文学读书俱乐部，并让团队成员沉浸式体会书中人物的生活，那么团队可能会变得更好。虽然这听起来近乎荒谬，但这正是数据告诉我们的。团队应该成立读书俱乐部或电影俱乐部，或者让团队成员在食物银行①做志愿者，然后描述他们观察到的人，再将其讲给同事听。这些活动会提高团队成员的社交敏感度，进而提升团队的生产力，这一逻辑链条几乎不言自明，水到渠成。如果你想提高团队的生产力，那就让成员定期去体验他人的世界吧。

支持，不要转移

回顾一下，c- 因素凳子的第二条腿是轮流发言，每个人轮流讲话，没有人占主导地位。这种行为是罕见的，然而有充分的理由——大脑天生不喜欢这样。除了极少数的例外，大多数人喜欢听自己说话，公开表达自己，说出自己的想法以及展现自我。这种行为可能会让人上瘾。每次说话时，大脑都会给你一剂诱发快感的多巴胺。发推特的作用也与之类似。

如何才能让人们停止主导某个谈话？社会学家查尔斯·德伯（Charles Derber）可能知道答案。他对在家庭和工作场所中展开的数百次谈话进行了研究与分类，从数量上证实了人们确实喜欢谈论自己。

他的研究中蕴含着实用的建议。为了说明这一点，我们不妨假设两个同事正在进行如下对话。

_____

① 食物银行是为接济贫困人口，免费向其发放食物的慈善组织。——编者注

第一人：我对玛迪逊很不满意。

第二人：我对玛迪逊也很不满意。你知道她今天早上对我做了什么吗？

你留意到什么变化了吗？第二人立即开始谈论他自己的经历，尽管聊天主题和他无关。德伯把这种对话称为转移性反应（shift response）。这是因为第二人把谈话转移到了他自己的经验上，忽略了第一人的经验。

现在来看一下另外一段对话。

第一人：我对玛迪逊很不满意。

第二人：你为什么不开心？你们之间发生了什么事？

这次就不一样了。第二人将重点放在了与之谈话的同事身上，并且是以鼓励和支持的方式。德伯称之为支持性反应（support response）。

在实时交谈中，大约 60% 的时间里人们都会把话题引到自己的经验上，即转移性反应。如果查看社交媒体上的谈话，这个数字就会上升到 80%。会议往往是这种转移性反应的公开"秀场"，并伴随着多巴胺从神经系统的角落里发出的欢呼。

想知道你在自恋程度表上的位置吗？要找出答案，你只需要监视自己在会议期间的谈话，或请人帮你来做这件事，然后做一下统计就可以了。你可以正式地做一个表格用于记录，也可以非正式地询问一下同事，在他印象中你通常会讲多久。你还可以请人掐一下秒表，记录你花了多长时间在说话上。你还要考虑其中有多少时间是在谈论你自己。如果你有 60% 的时间在做转移性反应，那就让它反过来，让支持性反应占满 60% 的时间。同样，如果你有 80% 的时间在谈论自己，那么就把这个数字变成 20%。

与心理推测能力测试所揭示的类似，不断将对话从你最喜欢的话题上移开，就可以给其他人留出表达的机会。研究清楚地表明，这会给所有人一个机会，让每个人都展示出自己出色的一面，由此拧紧 c- 因素凳子第二条腿的螺栓。

更多的女性，更高的生产力

你可能记得，c- 因素凳子的第三条腿是关于性别的。团队中的女性越多，生产力就越高。这种影响像药物一样，是依赖"剂量"的。因此，这里的实际建议显而易见：雇用更多女性，并将女性提拔到能够真正发挥作用的职位上去。

虽然这听起来可能有争议，但这些数据并非孤立，也并非人们在最近的研究中才发现的，并且非北美独有。经济合作与发展组织在 10 多年前就注意到了发展中国家的性别效应。女性在获得资本后，相较于男性会在家庭和周围社区中投入更多钱，从而为当地人带来更多财富。如果女性的土地所有权与男性同行相同，那么农作物的产量会增加 10%。

即使在年轻的时候，女性也能提升生产力。经济合作与发展组织发现，如果一个国家能让至少 10% 的女孩接受教育，其整体的 GDP（国内生产总值）就会增加约 3%。当女性在经济舞台上获得长期地位时，整个国家的财政潜力就会提升。

在商业世界，研究人员也注意到了类似的效果。在《财富》500 强公司中，董事会中男女比例均衡的公司要比男女比例不均衡的公司更有盈利能力，其效果不容小觑。此外，相较于董事会性别比例不平衡的公司，董事会性别比例平衡的公司的投入资本回报率平均提高了 66%，净资产收益率增加了 53%，销售回报率上升了 43%。性别比例平衡的董事会在美国证券交易委员会遇到的麻烦也比较少，这是因为他们公司在试图减少税收负担时，采取了较少的风险行为。

为什么会出现这些现象呢？没有人知道原因。人们倾向于利用这样的数据在文化战争中武装自己，但在数据如此显而易见的情况下，这种武装几乎是没有意义的。伍利认为生产力的提高是与 c- 因素凳子的第一条腿联系在一起的：因为女性在社交敏感度测试中的得分往往比男性高，而更高的社交敏感度更利于生产力的提高，所以从逻辑上来说，更多的女性成员等于一个更有生产力的群体。

我们不能对这些数据继续置若罔闻。如果你想提高生产力，那就行动起来，尽可能多地雇用女性。

团队工作的弊端

虽然与个人相比，团队通常能够做出更好的决定，但团队合作并不总是带来双赢。研究人员也对其弊端进行了研究。这些弊端对团队来说可能是相当具有破坏性的，而这一问题的解决办法听起来一定令人困惑，那就是更多的团队合作。

团队合作最常见的缺点之一是群体思维。行为科学家将该术语定义为"团队成员因为努力达成一致而暂停批判性思维的一种倾向"。

虽然这听起来像乔治·奥威尔写的东西，但这个术语最初是由耶鲁大学心理学家欧文·贾尼斯（Irving Janis）在 20 世纪 70 年代创造的。这个词自诞生之日起就得到了广泛的应用。人们用群体思维来解释注定会失败的军事入侵、航天灾难等。

贾尼斯发现，群体思维只有在特定的社会条件下才会盛行，关键因素之一是信息收缩。把自己与外部输入信息相隔绝的团队最容易受其伤害，原因也很让人讨厌，那就是他们经常严重高估自己的能力。因为他们会迅速将自己与他人进行比较，所以很容易形成"我们／他们"这样的部落主义心态。在享受过成功的团队中，这种部落主义心态尤甚，异见会首先被除掉。而来自外界的影响很容易被错误地标记为"异类"，这一标记其实是"低劣"或"威胁"的委婉说法。

群体思维盛行的另一关键因素是外部压力。那些被迫要在特定时间内提供解决方案的团队，更容易受到群体思维的影响。这种压力可能是由专制型领导人施加的。专制型领导人是一个巨大的警示信号。主导型人格，尤其是领导职位上的主导型人格，是群体思维的另一个风险因素。在专制型领导人的团队里，取悦领导可能会优先于批判性思维。如果领导者推崇个人崇拜，那更是雪上加霜。

关于群体思维者，另一件奇怪的事情是团队成员之间经常能顺畅合作。他们甚至可能以军方所谓的"团队凝聚力"为荣，如果他们有过成功的历史，这种凝聚力就会得到极大的提升。但从长远来看，这种凝聚力令人喜忧参半。团队成员的不同想法可能会暂时扰乱集体思维，但是最终，那些提出不同想法的批判性思维者都会受到责备。因为那些破坏性的想法，不管其优点是什么，都会被"不忠"这个词所掩盖。

这就是我们的矛盾所在。团队的凝聚力不也是 c- 因素的一个特点吗？c- 因素不是会提升安全感吗？难道是因为成员们非常感激团结带来的安全感，以至于团结的地位开始超过批判性思维？这显然是"不安全"的。

看起来高分 c- 因素群体需要另一种成分，即一些其他的行为管理者，以避免群体思维。

令人高兴的是，研究人员确实知道缺少什么成分。更重要的是，他们知道如何供应这一缺失的成分。

多元化的力量

已故的美国联邦最高法院大法官露丝·巴德·金斯伯格（Ruth Bader Ginsburg）和安东宁·斯卡利亚（Antonin Scalia）是美国法学史上最奇怪的一对搭档。他们的例子可以给我们很好地展示出陷入群体思维的团队缺失了什么。两人都非常聪明，又都非常独立，他们在政治上的分歧就像炸薯条和胡萝卜条的差别一样大。然而他们的分歧却驱使他们走到了一起，并产生了吸引彼此的魅力和对彼此深深的尊重。他们一起参加社交活动，一起去看歌剧（甚至有一部歌剧就是以他们为主角的），并成了最好的朋友。在斯卡利亚的葬礼上，金斯伯格致了悼词。

这种接受差异的意愿，正是沉迷于群体思维的团队所缺少的核心因素：观点的多元化。这种多元化包括思想、思维的多元化，以及（也许是最重要的）社会经验的多元化。此外，种族、经济、性别、语言甚至地理上的多元化也有助于提升团队的丰富度和能力。大量经验表明，一个群体越是多元化，运作能力就越强，群体成员也不太可能陶醉于彼此，而团队式自恋正是群体思维的克星。

多元化的积极性在几年前初现端倪。来自哥伦比亚大学和马里兰大学的研究团队对是什么导致了市场崩溃这一问题非常感兴趣。他们仔细研究了不同种族的市场和价格泡沫。尽管该研究极其复杂，尤其是在处理资产高估问题时，但他们最终还是揭示了一些非常重要的真相：种族多样化的市场会有更准确的资产评估，因为它帮助人们避免了群体思维产生的盲目的过度自信。

这些评估有多准确？准确率高达58%。研究表明，这种准确性直接节省了大量资金，具体高达数百万美元之多。

事实核查是影响评估结果准确性的一个重要因素。群体的社会多元化程度越高，他们产生基于偏见的错误和假设的概率就越低。有异议的成员也愿意挑战假设，从而让他们更接近事实。多元化的小组也更具创造力，这可以由单位时间内提出的新想法数量来衡量。不出所料的是，相对于同质化的小组，多元化小组提供了更多创新的解决方案，而且做出了更好的决策。

因为这些结果足够有说服力，研究人员已经能够提出一种可以解释为什么多元化会起作用的机制，我们将一起讨论这一问题。不过，说实话，他们本可以节省一些时间、金钱，以及避免大量的实验室工作。他们本可以直接偷听两位最高法院法官在观看歌剧时的对话，并从中找到答案，这些对话来源于他们身处的权力巅峰，也来源于他们感情的深处。

多元化的机制

我出生于日本，至今脑海里仍然保存着幼时在日本的一些记忆，这些记忆里一共有 10 件事，其中放风筝毫无悬念地居于首位。那些精致的物体从远处看是那么美丽，就像有人在天空中涂抹了微量却明亮的颜料。在大学时，我仍然着迷于风筝，但随着科学知识储备的增加，我欣赏它们的原因变得完全不同：风筝没有张力就不会飞。是风，吹动着它们由纸和木头构成的骨架，产生了翱翔所必需的升力。

从布道说教到自助书籍，人们常常用需要借助张力的风筝作隐喻来教授人生道理。我也打算用这种形式，尽管理由完全不同。"风筝原则"是多元化能够让团队成为超级问题解决者的原因。

已故的科学家凯瑟琳·菲利普斯（Katherine Phillips）专门研究多元化，是一名超级问题解决者。她以前在哥伦比亚大学商学院工作。通过研究，她发现了一些关于群体动力的有趣现象。例如，当社会多元化程度高的团队成员初见时，他们总是会感到紧张。成员之间的沟通也往往是简短的，他们仍然对全新的、不熟悉的环境保持警惕。许多人情绪上感到不适，他们之间也普遍缺乏信任，他们更加关注对彼此的尊重，团队凝聚力也不强。

鉴于这种情感上的些许病态，你可能会认为多元化的团队更容易失败。但实际情况与基于经验的判断恰恰相反。这又是一个很好的例子，可以说明为什么看起来显而易见的事情也需要人们做进一步的调查研究。

菲利普斯确实进行了研究，她和她的同事发现答案就在"风筝物理学"中。团队中最初的紧张气氛让人们打起十二分的精神。由于显而易见的多元化差异，团队成员更有可能改变他们对团队成功的看法。有些人认为需要更多的努力才能达成一致的决策，有些人认为他们需要更加注重事实，摒弃偏见。一个自我清洁的动态机制就此开始形成。菲利普斯说："只要在一个群体中增加社会多元化程度，就会让人们相信他们之间可能存在观点的差异，而这种信念会进一步改变他们的行为。"

这一发现是否对信任是群体生产力的最关键因素这一观点提出了挑战？完全没有，尽管这一发现看上去确实与关于团队信任的观点相矛盾。在最好的团队中，成员仍然相互信任，但不是因为他们没有紧张感。相反，他们利用紧张关系来获得成功，而且这种情况就像研究文献指出的那样常见，毕竟没有什么比成功更有助于增强团队凝聚力了。

菲利普斯发现了一个坏消息、一个好消息和一个不寻常的消息。坏消息是，一些团队在最初的互动之前，就已经处于紧张氛围中。好消息是，随着时间的推移，这些团队会成为世界上最好的问题解决者。不寻常的消息是，人们需要坏消息才能创造好消息。这真的就像放风筝，如果你想让风筝升空翱翔，那就需要利用吹在脸上的风，而不是背后的风。

团队规模多大最好

正如我们所发现的，团队可以成为世界上最好的问题粉碎工厂。但我们还没讨论的是，为了最好地解决所有问题，团队规模应该有多大？有没有一个放之四海而皆准的数字？

还没有人知道答案，或者说，没人能给出确切答案。科学领域的团队规模有时似乎已经偏离正轨。例如，发现希格斯玻色子（"上帝粒子"）质量的功劳被归于 5 000 多名论文作者。而如今在我所从事的遗传学领域，有 1 000 名作者的论文已是司空见惯。单一作者的论文虽然仍然存在，但它们就像米其林星级餐厅一样少见。

大型团队有什么好处吗？研究人员决定找出答案。其中一个研究分析了 1954—2014 年全世界的科研和工程项目，重点关注一个看似简单的问题：多大规模的团队能做出最有成效的科学研究？调查人员分析了 6 500 万个项目，仔细寻找任何与规模有关的趋势线。最终，他们发现了两条趋势线。

第一条趋势线与特定研究的"颠覆性"和"启发性"程度有关。颠覆性意味着独特、非传统、全新的倒置。而启发性的程度则可以通过其他研究人员引用该研究来启动或补充他们自己研究的次数来衡量。该研究显示，真正的颠覆性研究几乎总是发生在少于 5 人的团队中。这与学科甚至项目类型都无关。小规模是团队进行颠覆性研究的一个条件。

然而，小规模并不总是对团队产生积极影响。小规模团队可能开展了更多的颠覆性科学研究，但他们并不擅长进一步推进他们的想法。为此，规模更大的团队是必要的。"庞然大物"擅长扩展和阐述已有的颠覆性成果。规模大的团队往往不会产生新的想法，但能够成功地使这些想法发挥作用。这就像我们只需要几个科学家来假设上帝粒子的存在，却需要超过 5 000 个科学家来发现上帝粒子。

有一个关于研究者命运的有趣注脚。研究人员跟踪了多位进行颠覆性研究的科学家，结果发现这些科学家在离开小团队加入大团队后，会变得不再那么有颠覆性。如果他们留在较小的团队中，创造力反而会得到更好的发挥。

结论就是，两种规模的团队都是必要的。项目经理在团队组建阶段要聪明一些。他们需要评估现有问题的类型，然后组建从规模而言最有能力解决该问题的团队。数据显示，团队的成败在组建之初就已经注定，远远早于团队开始着手解决问题之时。要想组建强大的"问题解决机器"，你需要创建 c- 因素得分和多元化程度都高的团队。

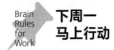

**下周一
马上行动**

那么，了解这些之后，下周一起，你要做什么呢？以下是清单：

1. 选择在 RME 测试中得分较高或愿意加入文学读书俱乐部以提高分数的人。

2. 选择愿意审视自己谈话习惯的人。他们应该将转移性反应的言语习惯转变为支持性反应的言语习惯。他们应该学习谈话的礼仪，例如不打断别人说话。他们应该愿意学习如何更好地倾听他人。

3. 选择多元化的成员，考虑因素从性别到种族，从地理到地缘政治，不一而足。

4. 选择合适的团队规模。小团队更能发挥创造力，而大团队能更好地将这种创造力转化为实际的规模化生产。

这些基于科学证据、关于团队的观点大部分深深扎根于人类漫长的进化史中，这赋予了它们稳定性，并在动荡的时代为我们提供了希望。即使是新冠疫情，它对群体互动造成的最严重损害也只是短期的。我们几千年来一直需要在团队中工作，未来我们仍将需要在团队中工作数千年。

本章小结

团队

▼团队成功的关键秘诀是建立一个心理层面的安全环境，在这个环境里，团队成员之间可以彼此信任。

▼要创造这样一个心理安全环境，你的团队需要做到如下三点：

1. 团队成员能够读懂彼此的社交信号，即拥有较强的心理推测能力。

2. 团队成员能够轮流发言，没有人被打断。

3. 团队里有更多的女性成员。

▼想要改善对社交信号的敏感程度，你可以参加文学读书俱乐部，去食物银行当志愿者，或者投入其他任何能让你专注于他人而非自己的活动。

▼想要避免团队中的群体思维，就要聘请多元化的员工，多元化可以体现在思想、种族、性别、经济状况甚至地理位置上。只要团队内部能维持一个心理安全环境，团队创建初期的紧张气氛会有助于团队成功。

▼根据你要处理的项目来选择团队的规模。对于以创新为目标的项目，5人或5人以下的小型团队效果会更好。较大的团队则更适合在已有的创造和颠覆的基础上继续发展及扩张。

Brain
Rules for Work

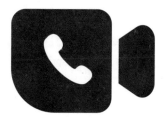

02

大脑讨厌视频会议

想要线上会议开得好，请先关掉摄像头！还有，不着痕迹地将对话引向沉默了很久的人。

当《华盛顿人》杂志的首席执行官凯茜·梅里尔（Cathy Merrill）在《华盛顿邮报》上发表专栏文章时，她无意中踩到了雷区，她的故事可以为证。

那篇文章的标题说明了一切——《作为一名首席执行官，我担心更多的远程工作会侵蚀办公室文化》。人们该如何应对远程工作也是本章要讨论的核心内容。梅里尔哀叹在疫情引发的社交隔离世界里，人们丧失了在办公室里才有的互动。人们不再有在办公室走廊里自发的三分钟谈话，也不再有任何形式的面对面会议。她担心，当一切恢复到疫情前的常态时，员工可能已经习惯了疫情期间偶尔才会去一下办公室的自由。

梅里尔用一个重磅消息结束了她的感叹：想在家工作的正式员工会面临变为合同工的危险。这意味着他们的劳动会按小时计费，以及他们会被剥夺与医疗和退休相关的福利。她说，回到传统办公室最大的好处是拥有基本工作保障。"记住，每个领导者都知道一件事，"她最后说，"最难辞退的是那些你认识的人。"

这篇文章引发的结果是爆炸性的。梅里尔的员工感觉到了不加掩饰的威胁，于是愤怒了。其他机构的同行也感到震惊。梅里尔的员工最终发布了一条推特，其中提到，"我们对凯茜·梅里尔公开威胁我们的生计感到失望"，随后他们罢工了一天，但公众的愤怒持续得更久。梅里尔回应说，人们误解她了，她那篇文章的重点是"保护我们在办公室里建立的文化"。

这讽刺性的一幕并没有逃过我的眼睛。如果那天大家都在办公室工作，那么任何误解都可能很快得到澄清。她本可以及时召开会议，让员工发表他们的不同看法，这时她可以重申她的意图，然后带大家出去喝酒，第一轮由她请。但是梅里尔的员工分散在各处，他们在远处用燃烧的怒火做出了回应。员工们感觉被羞辱了，而梅里尔也留下了伤痕。

在这样一个令人沮丧的现状里，当员工慢慢恢复线下办公时，我们应该如何举行会议？如果继续以全部时间或部分时间远程工作，会有哪些困境等着我们？如果远程工作成为职场的一个永久固定配置，我们能避开上述困境吗？

本章将讨论这些问题。我们将从人们熟悉的事情开始：会议。我们将探讨随着越来越多的人在家里通过视频参加会议，这种办公室活动会发生什么变化。最后，我们将思考如何在家庭办公室里最大限度地提高生产力。正如你将看到的，如果你记住几个关键要点，那么家庭办公室就可以成为和传统办公室一样适宜工作的场所。

过去的会议

以前，人们认为开会无异于自我折磨，这体现在人们对会议的两种印象上。

第一种印象是，会议很糟糕，这里的"糟糕"不仅仅是字面上的贬义，它还有更多的意思。首先，会议实际上是在侵占资源，例如时间、精力和资金。其次，会议其实也没什么用：大约90%的人曾在开会时做白日梦，超过70%的人曾在会议期间完成其他事情。第二种印象是，尽管商界人士抱怨不休，他们还是举行了很多次会议，每天多达 1 100 万次。这意味着占用一个机构 15% 的工作时间，或占用一个忙碌的经理每周 23 小时的时间。会议不仅占据人们大量时间，每年还要消耗 370 多亿美元。

这样的自我折磨催生了一个"山寨产业"，专门教导人们如何才能成功地举办会议，其中大多数建议针对的是如何避免会议导致的痛苦情绪。

在《纽约时报》的一次采访中，创业公司投资人保罗·格雷厄姆（Paul Graham）这样描述理想中的会议：

> 与会者不超过 4 人或 5 人，并且他们之间相互了解且信任。他们会在做其他事情，比如吃午饭时，快速交流一连串开放性问题。没有演讲。没有人试图打动其他人。他们都急于离开，回到工作中去。

坦诚地说，并非每个人都认为理想的会议是在大口吃东西的场景下进行的。会议是为了让人们拥有一段可以实时进行面对面交流的时间。

事实上，80% 的会议发起人认为开会是有成效并值得沿用的做法。他们的建议不是取消会议，而是升级会议，并以行为科学作为改善会议效果的指南。

本章我们仍将以行为科学为指导，讨论怎样才能让会议更有成效，但首先我们必须处理会议室里的病毒——新冠病毒。这种微小的生物改变了会议召开的方式，它做到了美国资本主义近 200 年都做不到的事情。

这种变化可能比人们最初想象的更加难以应对。在新冠病毒肆虐期间，许多企业转向了远程会议。

对我们的工作和生活来说，这究竟意味着什么？这仍然是一个开放性问题。但很明显，这些非同寻常的社会干扰不仅仅存在于 2020 年。

会议的未来

我仍然记得在看完一个采访片段后自己的想法："我已经看到了未来，而且它很有趣！"

你可能也看过那个视频采访片段。在视频里，政治学家罗伯特·凯利（Robert Kelly）教授正在家里接受BBC（英国广播公司）的采访。凯利的孩子们突然出现在视频里，无意间成就了互联网上的一段传说。镜头里首先出现的是一个穿着黄色衬衫的小女孩，她打开了凯利所在房间的门，边笑边蹦跳着来到电脑的镜头前。紧随其后的是凯利9个月大的儿子，他坐在圆形的婴儿学步车里突然滑了进来。采访者提醒凯利孩子们出现了。孩子们的母亲想要挽救这一乱糟糟的局面，她摸索着把孩子们从镜头中拉出来，还把书本打翻到了地上。这部"闹剧"的喜剧效果让大多数好莱坞电影相形见绌。

这个视频里的一些元素似乎预示着会议的未来。

我们首先考虑下这种原位采访所节省下来的资金。凯利住在韩国的首尔，相较于这种在家里进行视频聊天的简便采访方式，让他飞到伦敦接受BBC采访的成本高得多。同理，如果没有办公室通勤，许多企业就可以减少很多交通成本。

其次，远程会议可以"节省"员工斗志。虽然凯利可能是个例外，但通常人们喜欢在家里工作，至少在一部分时间里如此。一项调查表明，在新冠疫情期间，只有14%的人表示在疫情允许的情况下，希望回到每天都去办公室工作的传统模式。而几乎有一半的人说，最好采取混合模式，每周大部分时间在家里工作，偶尔去一趟办公室。

最后，远程会议可以"节省"生产力。包括思科、微软等行业巨头在内的一些公司认为，在家办公的员工的生产力有了很大的提高。高管、经理和员工都对华而不实的会议之多表示惊讶，人们要完成工作，实际上是无须参加这些会议的。但这一观点并不普遍。在家工作似乎最适合参与知识经济活动的人，而正如你大概有所了解的，大多数人属于这类工作者。

结论是什么呢？如果远程工作继续存在，那也就意味着远程会议将继续存在。

我们对 Zoom 这类远程视频会议平台了解多少呢？对于参与远程会议的家庭办公室，我们应该如何设计呢？这些事情对我们来说是幸运还是不幸？抑或两者的混合体？对这些问题的研究才刚刚开始，初步的证据表明：在家办公利弊兼有，有时还是一种非常有趣的体验。

视觉信息耗能大

让我们先从消极的方面开始。

我无意对 Zoom 吹毛求疵。其他视频会议平台，如 FaceTime、Skype、Microsoft Teams 和 Google Meet，也都是一样的。这些视频会议平台都有一个共同点，那就是大脑讨厌它们。或者更准确地说，大脑尚未获得足够的时间来适应它们，大脑仍然自欺欺人地认为自己生活在远古的塞伦盖蒂大草原。这种错觉是大脑在进行视频沟通时产生大多数问题的根本原因。

其中一个问题是能量消耗过多。视频会议是一个能量吸纳器。其高耗能现象普遍到人们赋予了它一个名字——Zoom 式疲劳。

为什么会疲劳呢？一部分原因来自视频会议的视觉性质。几乎一半的大脑参与处理视觉信息。而视频信息对大脑资源的巨大消耗，是包括音频信息在内的其他信息所不能比的。

疲劳的另一部分原因与视频会议中的非言语信息有关，大脑的视觉系统也在为检测这些信息而努力工作。在 Zoom 或其他平台上进行视频会议时，非言语信息要么太少，要么太多，这取决于你的视频对象。因为远程视频主要是由面孔组成的，掩盖了来自身体其他部位的重要社交信息，这就导致一些信息扭曲，因为参会人员会为了应对信息单一带来的问题而推测出可能实际上并不存在的信息。例如，你开始高估某人的言语提示，因为那是你唯一可用于获取信息的非视觉感官信息。这种补偿行为也会让人很累。

斯坦福大学的研究人员杰里米·贝伦森（Jeremy Bailenson）则认为，相反的情况也会发生。根据会议的规模，Zoom 类视频会议也有可能给人们提供过多的非言语信息。他称之为非言语性过载（nonverbal overload）。这种过载发生的原因是视频会议通常包括多个参与者。要理解这点，不妨想象一下《脱线家族》（The Brady Bunch）片头的场景：他们每个人都在广播自己的非言语信息，以及盯着你看。总之，其中包括太多的非言语信息，导致信息过载。

不管信息太少还是太多，远程会议都会创造一个耗费能量的环境。它们征用你一半的大脑来进行两项最耗能的活动——处理视觉数据和弄清如何进行社交互动。两者都会让人感觉相当累，它们会放大你的疲劳感，当你所拥有的交流方式只剩下面部互动和若干文字时，尤为如此。

只要了解在一场典型的 Zoom 式会议中发生了什么，你就能看到这种消耗的原因所在。许多 Zoom 式会议会瓦解为两个人之间的对话，而其他人都在旁观。

这种瓦解现象是 Zoom 式会议特有的吗？在传统的非远程商务会议中，一个 4 人聚会通常由 2 人主导。如果将会议规模增加到 6 人，就会有第三个人的话语加入进来。但在这些面对面会议中，没人会受到 Zoom 式疲劳的影响，因为根本没有 Zoom 的存在。而在远程会议中，参会人员还要面对恼人的能量消耗，即不断地重新编辑和重新解释对话。鉴于这种不愉快的情况，退出率可能，甚至是大有可能比面对面会议更高。于是，人们开始质疑多人参与会议的意义。如果这一切可以归结为一种互动，而这种互动或许可以通过一个电话简单实现，那么，摄像头就根本没有必要出现。

长时间注视反自然

除了能量消耗，还有另外一个原因让大脑在视频会议中感到不适。这个原因涉及一个极度不符合自然规律的因素。

考虑一下这样一场远程视频会议：会议中的交流需要人们长时间注视对方的面部。如果是在远古的塞伦盖蒂大草原，这会是一个大问题。在社会性哺乳动物中，持续注视的目的是更好地集中注意力。它允许大脑在相对较短的时间内接收超大容量的社会信息，而这需要大量的能量才可维持。在现实世界里，对话从来都不是由凝视主导的行为，但在 Zoom 式会议中，凝视几乎就是全部。

科学家已经测量过自然情况下凝视的适度时长。如果你和某人初次见面，对方在 1.2 秒内将他的目光从你身上移开，你就会认为他在忽视你。如果他盯着你超过 3.2 秒，你就会开始感到不舒服，怀疑是否发生了什么令人毛骨悚然的事情。保持注视时长的适当平衡，是人类这一物种所特有的，以至于注视行为的改变会被认为是一个心理健康问题。对婴儿和学步期儿童而言，逃避目光接触是孤独症的最初迹象。

在视频会议的世界里，这一切都被颠覆了。其他人在召开视频会议时盯着你看，而你也每次都盯着他们看几分钟。很多时候，你甚至无法判断其他人是否真的在看你，这让你在读取旁观者的反应时完全手足无措。你的目光可能会从某人身上移开，但这不是因为你对他不屑一顾，而仅仅是因为你看摄像头的角度不对。

除了注视时长问题，视频会议还会导致另一方面的不自然，它跟会议中人脸的相对大小有关。在一场典型的视频会议里，头部通常占满整个屏幕，这让我们无法正确地估计一个人面部的大小，而评估一个人面部的大小具有深刻的进化意义。

为什么呢？当人类生活在大草原上时，只有在我们的身体非常接近另一个人时，我们才会感知到一张大脸。因此，看到一个大头时，大脑中的接近传感器就会立即亮起。在狩猎－采集者的世界里，只有少数几个原因会让个体之间如此靠近：你要么即将进行近距离的肉搏战，要么即将发生性关系。大脑知道这些事不会在远程会议中发生，但在远古塞伦盖蒂大草原时期形成的潜意识警报器还是被触发了，所以大脑必须不断插入评论，以抚慰这些因进化而产生的担忧。大脑对大脸感到非常不舒服，身体也开始退缩。没错，就是退缩。视频沟通的影响就像神经毒气的效果一样不易被察觉。

另一个与脸有关的怪异现象来自希腊神话。你可能还记得纳西索斯的故事，他是一个河神的后代。据说纳西索斯非常漂亮，当他看到自己在水中的倒影时便爱上了它。他无时无刻不在注视自己的倒影。这个神话的结尾是，纳西索斯对自己的形象太过痴迷，最终赴水溺死。难怪从中诞生了英文的自恋一词。

你可能拥有，也可能没有纳西索斯那样漂亮的脸蛋，但是科学研究表明，你肯定拥有他的专注力。如果你能在视野内的任何地方看到自己的脸，你便会从"脸海"中选出你自己的脸，并对它给予超乎寻常的关注。研究还表明，一旦你注意到自己的脸正在看着你，你就很难从这样的视线中脱离出来。

当然，在塞伦盖蒂大草原的世界里，除了在某个水坑旁边，这种与自我的邂逅不会发生。但这种情况确实发生在视频会议的世界里，而且没有人会说这是自然发生的。这就是问题的关键所在。

在脸部没有被遮挡的情况下，视频会议是一种非常分散注意力的交流方式。

变通的开会方法

综上所述，Zoom 并没有描绘出一幅非常可观的图景。相反，它令人筋疲力尽。Zoom 提供的信息非常贫乏，而且它违背了自然规律，但它已经存在，而且可能继续存在下去。这意味着我们需要一些工作方法，以尽量减少视频沟通带来的负面影响。

我的第一个建议能直截了当地应对 Zoom 式疲劳：不要每场会议都开启视频。如果只用语音电话参与会议，就没那么累。在日常沟通中，语音电话应该像水雾一样普遍。你也可以考虑采用交错模式：先进行一次视频沟通，然后休息一下，比如去卫生间、吃东西、做运动，不管是什么，只要能暂时中断就可以，接着再进行下一场电话会议，然后重复这种节奏。如果你很难实现这一节奏，那就干脆关闭视频、保留音频，以尽量减少"认知电池"的耗电量。你甚至可以在会议邀请中规定会议将以纯音频举行，所以每个人都要关掉摄像头，大家一起体验一下大型电话会议。

我的第二个建议是，在必须以视频方式沟通的会议上，灵活调整摄像头的启用时间。贝伦森就描述了这样一场会议：在会议中，只有正在说话的人的摄像头处于激活状态，其他人都只开启音频。他说，当他使用这种模式时，他的 Zoom 式疲劳得到了缓解。

我的最后一个建议是，练习一些技巧，以改善视频会议本身的社交互动。我们讨论过，鉴于信息流的匮乏和扭曲，误解和误读更容易在视频沟通中发生。避免这些信息混乱的方法之一是使用正式的知觉检验。你可以口头重复一下你听到的信息，然后要求对方确认。虽然这样做令人不适，但是在面对面的会议中，这种正式的知觉检验能提高信息交流的清晰度和理解度。在视频会议中，检查并确保你正确地理解了别人所说的内容尤为重要。

此外，你应该在视频会议中养成另外一个习惯，那就是努力实现平等参与。如果在会议期间很长时间没有听到某人的声音，那么你可以不着痕迹地将对话引向沉默的一方。比如，你可以说："我们已经有一段时间没有听到你的声音了，你对刚才听到的内容有什么看法呢？"然后等待答复。这些看似刻意的行为只要持续执行，很快就会成为常态。

以上建议都是针对参会人员在会议中和会议外的行为，旨在克服视频沟通的一些固有弱点。那会议本身的结构呢？是否有一种会议结构可以提高会议效率？即使是在视频会议中的不自然因素持续拉低会议成效的情况下，也能起效？

这是可能的。这种会议设计已经出现了，而且无论是针对视频会议，还是针对面对面的会议，它都有提高产出、效率和清晰度的潜力。可能会让你感到奇怪的是，它的设计起源于地球上一些最聪明的人所犯的一个错误。

慕课的两大成功因素

我所说的"最聪明的人"是麻省理工学院的教师，以及世界上大部分的高校教师。2010 年，也许是被在线学习的潜力所迷惑，麻省理工学院的教师们决定将他们所有的课程都放到网上。他们把这些数字课程称为慕课（massive open online courses，大规模开放在线课程，简称 MOOC）。

创建慕课的原因很简单：长期以来，只有少数学生能够持续地接触世界上最伟大的思想，并且只有当他们进入该国的顶尖大学时才有这一机会。然而，一旦有了慕课，这一切都可以改变。甚至连考试也可以在线上进行，入场的唯一条件是一个可靠的网络连接。

就像当年互联网带来的许多颠覆性预期一样，慕课的出现也令人兴奋不已。在之后的几年里，许多大学跟随麻省理工学院的步伐，发布了自己的慕课。

　　自然，人们对慕课是否有效非常好奇。经过近 10 年的研究，我们对此有了一些结论。2019 年，《科学》杂志发表了一篇文章，标题为《慕课的关键转折，教育的颠覆性转型怎么了》。这是慕课的一个不祥之兆。这篇文章令人不喜。研究人员在文章中提到，参加一个慕课课程的学生很少会再去参加另外一个课程。在秋季参加了慕课课程的孩子中，只有 7% 在下一学期继续参与学习。当研究人员检查学生上课的进度时，情况就变得更糟了。只有 44% 的学生真正完成了第一次作业，而只有不到 13% 的人完整地学习了一门课程。

　　但我们看到了一线希望。其实在科学研究中，总体完全一致的情况很少出现。对慕课来说，情况也是如此。研究人员很幸运地在那些糟糕的数据中有了更加细致微妙的发现。研究人员发现，只要符合某些规则，慕课就可以很好地传授知识。这些规则让人感到意外，因为它们并没有遵循传统的讲课模式。下面是让慕课魔力四射的两大因素：

1. 提前做好准备

　　最成功的慕课教师在上课之前就已经把讲义分发给了学生。这样可以让学生预习教材，对里面的观点进行质疑，并发现容易让人混淆的部分。

2. 讨论，而不是讲课

　　在完成第一个准备步骤之后，慕课就可以实时进行了。此时应注意，教授们不是通过直播授课，而是通过直播组织学生进行讨论，这是一种结构化的问答体验。这样一来，就可以让大家共同的困惑轻易得到解决，还为实时互动创造了一个空间。毕竟，大学最美妙的体验不是遇到"讲坛上的圣人"，而是有位"近在身边的向导"。

慕课对商业会议的启示

让慕课变得神奇的规则是否也适用于商业领域，尤其是"Zoom 星球"呢？我相信它们可以。但很遗憾，在这里我使用"相信"这个词是不合适的。在经过严格设计的科学研究表明慕课与 Zoom 式视频会议存在相关性之前，我只能使用"这些数据表明……"这样的表述。

相关研究提出的规则是全新的：首先是一个准备活动，然后是一个分为三步的流程。这种方法不仅适用于 Zoom 式视频会议，还适用于未来的任何会议。

准备步骤是认知性的。作为会议的"制作人"，你的首要任务是在自己的头脑中厘清会议的内容。你可以把它看成一个认知层面上的小型任务。先把这个任务陈述为一个句子，然后用一个基本规则来构建会议议程，即任何内容都不能与任务陈述相左。这就相当于为讲座制定大纲。

如果我们想让与会者拥有难忘的收获，那么在构建会议议程时最好遵循一些规则。因为人类的记忆有个特点：当事情以分层的、从要点到细节的方式呈现时，我们就能更好地保留信息，保留率通常是40%。如果议程是讨论一个电子表格，那么在与会者看到电子表格（细节）之前，应该告诉他们为什么这个电子表格很重要，也就是说，首先提供总括性的信息，即要点，然后是具体细节。

一旦完成了准备工作，你手中就有了一份清晰、简洁的文件，它将成为会议的主干。我们把这份文件称为"会议制作人议程"。

现在，是时候进入接下来的三步程序了。

1. 提前发送你的"会议制作人议程"

发出议程的理想时间是会议举行的前一两天，发送的资料还要包括任何有用的视觉辅助材料，如幻灯片。

2. 让与会者预读资料

与会者检查收到的材料，并列出他们的问题、评论和要求确认的事项。他们也会在你发送的文件上随意做出标记。然后他们会把清单带到视频沟通中，准备好讨论他们想要讨论的任何问题。

3. 开始视频会议

关于视频会议的开启，你要采用一种与众不同的方式：你并非领导一场会议，相反，你要领导的是一场讨论。你要在 Zoom 允许的范围内，深思熟虑地倾听所有的问题和大家关切的内容。当我做远程讲座时，我会简要地总结重要的项目议程，然后尽快地把讲座转交给听众。我会说："好了，朋友们，下一部分内容将由你们创造。有什么问题想问的吗？我有什么可以帮忙的吗？"

只要度过几分钟的尴尬时间，一个无聊的慕课课堂就会变成一个充满活力、引人入胜的学习活动。视频会议也是如此，即使它们发生在交流氛围欠佳的"Zoom 星球"上。

为什么家庭办公室会在未来继续存在

前文主要讨论基于视频进行的会议：为什么视频会议会让人感到如此疲惫，以及如何成功驾驭视频会议。但我们还没有谈及人们参与视频会议的环境：家庭办公室。

家庭办公会议可能已经在商务沟通中永久性地占据了一席之地，我们很快就会讨论为什么，以及这些家庭办公室应该是什么样的。行为神经科学可以在家庭办公室的设计中发挥令人惊讶的作用。现在，让我们探讨一下"永久性"这个词。

当家庭办公室从一种权宜之计成为常态时，一些首席执行官喜欢上了这种选择，并鼓励所有员工考虑永久性远程办公；而另一些首席执行官则讨厌远程劳动力，迫不及待地想回到以前的模式，本章开头提到的梅里尔就是其中之一。工作场所可能需要几年的时间才能进入一个新的平衡状态，首席执行官们也会一路争吵下去。

一些研究人员认为，家庭办公室这种替代方案可能长期存在，一个原因是家庭办公室具有节省资金的潜力。在过去一段时间内，我们至少有一部分时间在家里工作，这也意味着我们至少有一部分时间不在办公室工作。这包含了一个合乎逻辑的暗示：我们并不总是需要一个庞大的办公楼来完成大规模办公业务。有些公司甚至根本就不需要办公大楼。

一项发表在《哈佛商业评论》上的研究表明，如果在家办公，在家具和办公空间方面，公司可以在每个员工身上节省约 1 900 美元。再加上通勤成本的变化，让员工在其住所工作意味着节省大笔资金。这足以让任何能够电子办公的人感到兴奋。

让一些研究人员坚信家庭办公室不可忽视的另一个原因是员工的生产力。在新冠疫情期间，员工生产力的变化不尽相同，这一结果令人惊讶。在有些地方，人们对员工生产力进行了仔细的比较研究，结果大多数公司反馈生产力并没有明显变化。不得不说，新冠疫情使得该项研究变成了一个绝佳的前后对照研究。

这些研究中任何两个发现的结合成果，都会让大多数公司垂涎欲滴。人们将有令人信服的理由在自己的书房、衣帽间或闲置卧室里工作。这就意味着家庭办公室会像美国大学生负债的现象一样，不会很快消失。家庭办公室能坚持多久？恐怕很多年后我们才会知晓。

让人变成超人的认知小工具

鉴于你未来的工作场所会是你填写房租支票或抵押贷款支票的地方，你应该考虑一下家庭办公室看起来应该是什么样，家庭办公室应该发挥什么样的功能。对此，脑科学可以提供什么帮助吗？

也许可以。人们之所以会在设计自己的家庭办公室时出现疏漏，通常是因为忽略了一个叫作执行功能的认知小工具。在讨论家庭办公室的外观和感觉问题之前，我们需要先花几分钟的时间来定义执行功能。

让我们从电影《拯救大兵瑞恩》（*Saving Private Ryan*）着手。这是一部真实描述战争场景的电影，真实到一些退伍军人在电影开始 30 分钟后就选择了离开。电影的核心人物是汤姆·汉克斯（Tom Hanks）饰演的美国陆军上尉，观众就是通过他的眼睛看到了战争。他经历了很多恐怖的事情。但他能控制自己的冲动，重新评估了局势，找到了可以共同战斗的人，然后开始发号施令。战火在他周围持续，但他仍然组织了一次对德军炮位的攻击，并最终夺取了阵地，实现了他的目标。

汉克斯扮演的并非一个超人。实际上，他的第一个镜头就是跳伞着陆前颤抖的双手。这个角色的强大之处在于他所拥有的强大执行功能，而影片以最震撼人心也最触目惊心的方式将之展现了出来。

执行功能通常被粗略地定义为一种让人能够完成一些事情的行为。用更科学的术语来说，执行功能包含了两套行为。第一套行为是情绪调节（emotional regulation），包括像冲动控制这样的行为，研究人员称之为抑制（inhibition）。在电影里，尽管汉克斯身体里的每一个细胞都想要躲藏起来，但他仍然能够让自己在腥风血雨中继续前进。这种能力是情绪调节的一个典型例子。第二套行为是认知控制（cognitive control），包括设定目标、独立计划某事的能力，并能在缺少他人协助的情况下提供一个行为框架。认知控制还包括专注，以及在分心状态下重新专注起来的能力。注意缺陷多动障碍

（attention deficit hyperactivity disorder，ADHD）患者通常缺乏这种专注能力。认知控制能够让你的大脑将杂乱无章的输入信息组织成更加易于管理的内容。这是一个建立秩序的过程。通常这个秩序是一个分层的、从要点到细节的系统。

想要在家高效工作，我们需要使用执行功能工具箱中的一些认知小工具。而奇怪的是，家庭办公室的物理设计可以帮助这些认知小工具最大限度地发挥其功能，其中就包括运行高效的会议。我们将从家庭办公室的外观建议开始，进而讨论人们应该如何在家庭办公室里高效工作。

居家办公要点 1：专属的工作空间

第一个建议可能是最难执行的。想要在家里提高生产力，最好的方法是为工作划分出一个专属空间。这是一个单一用途的空间，不能用来做其他任何事情。最理想的工作空间是一个带门的房间，房门随时可以关闭。接下来的讨论就是基于这样的房间。显然，这对某些家庭来说可能是不现实的。无法拿出一整个房间来作办公室的人可以采取一些变通的方法，指定一个临时的专用空间，例如矮衣柜、餐桌上的一个空间、一个安静的角落等。

为什么需要专属空间呢？很多关于家庭办公的文章会强调创造一个心理界限的重要性。这是因为我们在一个地方进行的活动种类越多，这些活动之间的界限就越有可能消解。而研究表明，这种情况会给人带来心理上的问题。在平衡工作与生活的战斗中，最大的伤亡是停战协议遭到破坏，这主要与一个叫作自我复杂性理论（self-complexity theory）的概念有关。这一理论探讨了情景如何影响个体的多种社会角色。

研究人员发现，想要保持健康，人类需要各种各样的社会环境和情景。这些环境和情景需要保持分离，因为它们之间边界的消解是不利于健康的。

对此，研究人员吉安皮埃罗·佩特里格利里（Gianpiero Petriglieri）是这样说的：

> 想象一下，如果你进入一个酒吧，在这个酒吧里，你既和教授谈话，又和你的父母见面，或者还和某人约会，这不是很奇怪吗？

这种缺乏界限的情况不仅奇怪，也是一种潜在的不稳定因素。如果你不能把工作和家庭分开，你就更有可能令自己精疲力竭。你也会更容易遭受某些情感障碍，如抑郁症、焦虑症等的影响。究其原因，仅仅是对你来说，管理各种社会角色之间的界限变得越来越困难。

佩特里格利里表示，我们的大部分社会角色都应该发生在不同的地方。因此，从生活空间中隔离出一部分用于工作有助于我们进入"工作模式"。"工作模式"是一种很好的思维方式，可以为你的工作调动一系列的行为和活动。而"家庭模式"与之相反。在家庭模式下，你会脱去在工作场所中披戴的盔甲，只关注家庭事务。

在我看来，"模式"（mode）虽然是一个模糊的术语，但其核心思想构筑于成熟的行为科学之上。多年前，研究人员艾伦·巴德利（Alan Baddeley）发现了一种叫作情境依赖学习的现象。他让被试在一个特定的物理空间里学习一些内容，通常是一列单词，然后要求被试在数小时、数天和数周后再来回忆这些单词。他发现，如果让被试在他们最初学习的地方回忆这些单词，那么回忆的效果会更好。他在许多情况下开展了这类实验，甚至包括让被试穿着潜水服在水中记忆单词。

事实证明，大脑真的非常善于记录智力活动发生时所处的物理环境。这种关于物理环境的记录可以为大脑所用，用来帮助我们回忆在那里发生过的智力活动。进入那个空间，我们就会期待对应的智力活动的发生。这种效应十分强大，研究人员已经开始用它来解决睡眠问题。如果你有睡眠问题，那么研究人员会建议你布置一个专属房间，然后把睡觉作为这个房间唯一的用途。当你的大脑意识到这个空间时，它就会对自己说："哦，这里是我通常睡觉的地方。因此，我会昏昏欲睡。"这个方法对于有长期睡眠问题的人非常有效，也许对于需要一个能够让人高效工作的家庭办公室的人也能起到同样的效果。

依赖情境的设计有附带的好处。例如，如果你创建了专属空间，就可以降低分心的频率。单一用途的空间还有另外一个好处：假如你工作未完成就离开了，当你第二天回来时，会很容易重返离开时的工作状态。

创建一个家庭办公室能够怎样改善会议效果呢？回顾一下，视频会议已经对你的大脑施加了人为的压力。把门关上，这样你就更容易专注地去处理视频里传来的那些不太理想的信息，这一点至关重要。因为专注是团队执行功能中的一个重要因素，所以你通过上述操作使用的是一个重要认知小工具，它能让你在"Zoom 星球"上更有效率。

居家办公要点 2：日程控制

我们针对在家工作提出的第一条建议是创建一个专属工作空间，而第二条建议则涉及另外一个问题：一旦在办公桌前坐下，你应该做什么呢？虽然这是一个棘手的问题，但它的答案很简单，可以概括为两句话：

制定一个时间表。坚持下去。

研究人员给它起了一个正式的名字——日程控制。与日程控制形成对比的是另一种经验形式，即工作控制，或者说你是如何工作的。你具体的工作方式可能很难描述，我们将在后面讨论这一问题，日程控制则不同。你可以创建一个打卡清单，上面写满任务。例如，我将在 x 小时内完成 y 任务，开始时间为 z。这些日程虽然像电子表格一样无聊，但也像电子表格一样重要。

　　我意识到，日程控制是线性的，而现实中混乱却随处可见，这两者很难协调。此外，你计划好的任务并不总是可以在整齐的、可预测的等分时间内完成。当你在家工作时，情况更是如此。想一想吧，来自同事的打扰和来自家人的打扰此起彼伏、不绝于耳。所以，关键在于，无论多么困难，都要对日程施加控制。

　　一种控制方法是将你的任务分解成容易完成的小目标，这是作家安妮·拉莫特（Anne Lamott）在写作时采用的策略，她在童年时期就养成了这种习惯。在《关于写作：一只鸟接着一只鸟》（*Bird by Bird*）这本书中，拉莫特回忆说，她的弟弟曾经试图写一份关于鸟类的读书报告。但因为需要研究的鸟类数量过于庞大，他无从下手，开始哭泣。拉莫特的父亲走过来，告诉他："一只鸟一只鸟地来，小伙子。一只鸟一只鸟地去做。"试着将任务划分为拉莫特所谓的"短任务"，将项目转化为一点一滴的小块，你甚至可以将最大的任务转化为随时都可以处理的碎片。

　　研究表明，如果你不进行日程控制，你的工作效率就会降低。这一点毫不奇怪，这背后有一个脑科学方面的原因。负面压力和执行功能之间的关系是不稳定的。我们将在本书稍后的章节里更加全面地讲解负面压力。我在此处要强调的是，对大多数人来说，导致负面压力的不是令人厌恶的状况本身，而是你对这些不良状况毫无办法，无法控制。你越是觉得失去控制，就越有可能承受负面压力。

　　为什么这一点很重要呢？研究表明，负面压力会使执行功能工具箱中的许多小工具"生锈"，造成进一步的负面后果。执行功能参与了和大多数生产调度相关的行为，比如计划、监督、集中注意力、注意力分散、再次集中注意力、冲动控制等。负面压力会使得大脑中参与建立和维持这些功能的区域瘫痪。我们甚至知道是哪些激素造成了这些损害。

　　因此，你对日程控制得越好，就越不可能经历负面压力。反之，你对日程控制得越差，就越有可能体验到负面压力。这就像让你站在一个日程安排跑步机上，不加控制，你就会受伤。对日程安排控制不力会产生负面压力，这些压力会进一步使执行功能步履维艰，而执行功能正是那个能让你在一天内顺利完成工作的认知小工具。

解决办法非常简单，但它太重要了，所以我觉得应该再重复一下：

制定一个时间表。坚持下去。

预防拖延症

显而易见，拖延症与我们讨论的远程会议密切相关。如果你能坚持执行一个时间表，你就可以将你的电话会议放在一个特定的时间段内，设置好开始和结束时间，以及一些参数。如果你能坚持遵守日程安排，就有可能让工作变得更富有成效，并且避免长时间工作。

这种训练有素的日程控制方法并非没有"敌人"。它最大的一个敌人与定时会议无关，甚至与他人无关，只与你自己有关。它就是商业世界中最具感情色彩的词语之一：拖延症。

我们可以将拖延视为一场战争，一场在生产力战场上发生的战争，一场我们需要做的事情和我们想做的事情之间的战争。这场战争的不同寻常之处在于结局几乎总是生产力的阵地失守。

研究人员已经对拖延症进行了很多研究。研究的结果与大多数拖延者的感觉并不相符，拖延症的发生并非因为缺乏自律。拖延症产生的原因是人们想尽力避免不良情绪的企图。如果你有回避让你困扰的事情的习惯，那么拖延症很可能会与你常伴。如果你认为这听起来像缺乏冲动控制，即执行功能的两大支柱之一，那就对了。

鉴于拖延症对执行功能来说至关重要，因此人们必须改变处理负面情绪的方式，只有这样才能战胜拖延症。对大脑来说，处理负面情绪总是需要额外的能量。研究表明，拖延症更有可能发生在一天中能量不足的时候，对许多人来说，这一时刻就是下午 3 点左右。如果这是真的，那么不要把最易激发负面情绪的任务推迟到你精力最差的时候。你先要确定某项任务是否艰难，如果是，那就将它安排在你精力最旺盛的时间段。对许多人来说，这个时间段是早上或者是喝完第八杯咖啡之后。

你还应该在你的一天中注入更多的能量。你应该开展一些活动，以提高执行功能中的冲动控制能力。虽然这听起来容易做起来难，但实际上我们对如何做到这一点已经颇有见解。研究表明，想要花更多的时间来提高生产力，就要花更少的时间来工作。比如有证据表明，为了提高效率，在一天中的某个时刻，你应该先小睡一会儿，然后去跑步。

适当小睡和运动

实际上，小睡和跑步的先后顺序并不重要，重要的是你要在日常工作中插入这两种活动。这两种活动都能改善大脑功能，特别是大脑的执行功能，这有助于你更好地应对远程会议带来的大脑负担。

运动必须是有氧运动，以每 24 小时大约运动 30 分钟为宜，最好是跑步半小时，这会让你走出家门。为什么？这是因为定期的有氧运动可以改善大脑执行功能的每一个可测量指标，并且这一结论适用于几乎所有年龄段的人。有一项研究针对的是一个有轻度认知障碍的人群。这项研究表明，为期一年的运动改善了短期记忆能力这一执行功能的关键组成部分。运动对短期记忆能力的提高幅度高达 47%。我们甚至知道应该在什么时候安排这种改善执行功能的运动：下午 3 点之前。这可以保证一夜安眠。

睡眠是你工作日里的另一个好习惯。研究结果表明，最好的小睡时间是在午后，因为此时的你可能已昏昏欲睡，所以你要像准时吃午餐一样定期地午后小睡。曾就职于美国国家航空航天局的马克·罗斯金德（Mark Rosekind）主导的一项研究表明，经常小睡会使人的一般认知能力提高34%。小睡带来的好处是广泛的，包括从心血管的改善到执行功能的增强，特别是能够提高执行功能中的认知灵活性和专注力。

平均而言，小睡不应超过 30 分钟，而且应该安排在大多数人的理想时间，即下午 2 点至 3 点的某个时刻。注意，我这里说的是大多数人。这个理想时间对不同人来说变化很大，睡眠研究者萨拉·梅德尼克（Sara Mednick）专门为这段时间开发了一个计算器，你可以在她的著作《睡一觉，改变你的生活》（*Take a Nap, Change Your Life*）中找到。

综合来看，这些数据表明，想要克服远程会议的天然弊端，就需要改善执行功能。而一个有用的方法是为目标制定一个像钢铁一样坚固的日程，其中要包括短途的跑步、短暂的小睡和短小的任务。

这些建议可能看起来很奇怪，违背直觉，但现实生活中工作场所的设计从未考虑人类大脑的能量需求。工作场所当然也不是为了改善执行功能而设计的。但科学数据非常清楚：要想成功实现在家工作，你要做的就是听从一句陈腐到无可救药的谚语——更聪明地工作，而不是更努力地工作。谚语听起来奇怪，但更有效率地工作实际上意味着花更少的时间工作。

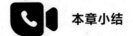 **本章小结**

家庭办公室

▼新冠疫情改变了我们举行会议的方式，这种改变可能是永久性的。视频会议将在你和同事的交流中起到至关重要的作用。

▼视频会议特别消耗精力。相比于面对面交谈，视频会议会消耗更多的大脑能量。要遏制这种能量的消耗，你可以偶尔关掉你的摄像头，定期与其他人进行电话沟通，并使用正式的知觉检验去确认你是否正确理解了别人讲述的内容。

▼为了能够从任何会议中获得最佳效果，你要提前创建一个"会议制作人议程"，并将其作为预读内容提前分发给与会者，要求他们准备好要讨论的内容，然后在会议上进行讨论，而不是在会议上给与会者宣讲。

▼如果你在家里工作，你需要找出一块专属空间，无论这个空间有多小。你要把这块空间作为仅用于工作的空间。

▼想要优化你的工作日表现，你需要制定一个时间表，并坚持下去。

▼拖延是对负面情绪的一种回避。如果会议让你情绪低落，那就把会议安排在你精力充沛的时间段，最好是在早上。

Brain
Rules for Work

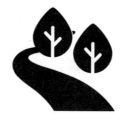

03

大脑喜欢待在大自然

设计办公空间时，为什么不把塞伦盖蒂大草原时代的影子带进来呢？多些自然光、绿植，哪怕只是绿色元素。

在我们开始讨论本章要讲的大脑习性之前，我首先要坦白一些事情。我对哈佛大学生物学家爱德华·O. 威尔逊（E. O. Wilson）[1] 的工作抱有强烈的个人偏好。鉴于这一章的主题是关于自然界对人类行为的影响，行文中难免会掺杂一些我对威尔逊的个人崇拜。

威尔逊看上去不像一个科学英雄。他说话很慢，有着温和的亚拉巴马州南部的口音，举止和风度就像著名的电视节目主持人罗杰斯先生（Mr. Rogers）一样。他的大部分工作是观察性的，这对他来说非同寻常，因为他从 9 岁起就有一只眼睛失明了。视力不佳迫使他只能近距离地研究小东西，正是这些研究行为让他赢得了人们的热烈赞誉。他被许多人视为研究蚂蚁的国际权威。

然而，我对这位英雄的崇拜并非来自他对昆虫生物学巨大且毫无争议的

---

[1] 爱德华·O. 威尔逊是社会生物学之父、世界知名的蚂蚁研究专家、"生物多样性"概念的倡导者和实践者、美国科学院院士、哈佛大学荣休教授。他一生屡获殊荣，如美国国家科学奖、瑞典皇家科学院克拉福德奖等百余项国际奖项，以《论人性》《蚂蚁》两部作品两度荣获普利策奖，并被世人誉为"达尔文之后最伟大的博物学家"。他一生中出版了 20 余部权威作品，代表作有《社会性征服地球》《人类存在的意义》《创造的本源》《博物学家》《蚁丘》等。上述图书的简体中文字版均已由湛庐策划、浙江人民出版社或浙江教育出版社出版。

贡献，也并非来自我所从事的科学研究。实际上，我与威尔逊所研究的领域之间的距离就像波士顿到西雅图一样遥远。我的崇拜来自他对人类行为提出的观点，这些观点和他对蚂蚁的研究成果一样令人震撼。同时，这些观点在过去也饱受争议。

威尔逊对大自然如何影响我们日常生活中的行为感到好奇。他普及了 biophilia（亲生命性）一词，它的意思是热爱自然的本性，这个词最初由哲学家埃里希·弗洛姆（Erich Fromm）创造。弗洛姆更多地把它当作一种心理学概念，用于解释目前人类的行为，威尔逊则把这个术语带到了人类进化的道路上。以下这段话出自威尔逊本人，描述了驱动亲生命性的引擎：

> 从生物学层面来说，人类天生地倾向于需要与自然接触。如果脱离了自然，人们便没有能力过上完整且健康的生活。

由于本章的主题是关于工作场所的，所以我的重点讲述对象将是一个由办公楼和会议室构成的世界，以及由新冠疫情引发的对办公室的重新审视。我们是否应该回归传统的办公室？是否应该允许大多数人在家里工作？是否应该有一种两者兼顾的混合模式？在办公室工作的概念，曾经是美国商业社会牢不可破、犹如钢筋铁骨般的支柱。但这一钢铁般的概念，在 2020 年和 2021 年经受了相当大的冲击。

考虑到这种变化，是时候重新审视办公室工作这一概念了，尽管正如我们将看到的，新冠疫情前的大多数数据仍然重要。下一节的前半部分将讲述这样一个问题：当人类对他们的物理工作场所做出反应时，预先倾向性意味着什么。后半部分我们将讨论威尔逊的"健康生活"概念。我们会讨论在设计办公空间时，如果忽视了达尔文的进化论，会发生什么，以及当我们试图将非洲大草原时代的一部分影子带入室内时，会发生什么。你将看到，假如未来办公室的设计者能够回望历史深处，看一看如果我们在东非开店，然后在那里工作近 6 万个世纪，生活会是什么样，那么未来的办公室设计可能会让人大大受益。

大脑对环境的敏感性

为什么是 6 万个世纪？进化生物学家说，人类的进化之旅始于 600 万到 900 万年前，那正是人类与黑猩猩分道扬镳的时候。从那时起，人类就沿着一条特殊的进化之路不断前行，这条路通往金碧辉煌的城市和繁缛复杂的所得税。我们的现代文明是最近才出现的，正因如此，我们面对的是一个有趣却又令人不安的数字：在地球上度过的 99.987% 的时间里，人类这个特殊物种一直生活在由自然元素组成的环境中。我们强大又富有天赋的大脑是在有利于生命生存的草原上进化而来的，而不是在现代都市的交通拥堵中进化而来的。亲生命性认为，我们的文明还没有发展到足以摆脱进化的影响。因此，我们仍然对自然事物有偏好。

这里的一部分观点是经过检验的，我稍后会展示一些数据。在我描述这些观点时，有一个重要的因素需要牢记，这一因素与某一类神经系统的敏感性有关。在我们 600 万到 900 万年的进化之旅中，出现过几个气候不稳定时期。我们必须适应这种气候的不稳定性。我们必须变得对变化非常敏感才行。

令人惊讶的是，从大脑中微小的神经回路，我们就可以测量出这种敏感性。正如本书前言中提到的，每当你学到一些东西时，你就会重新连接一些神经回路。从字面上看，新连接形成，电路关系改变，神经回路就会相应地加强或减弱。甚至在你读这句话的时候，这一过程就在发生。

这种敏感性是大脑内置的、天生的。事实上，它是为适应能力提供动力的引擎，并且配备了一个奇怪的行为后果——无知。当我们来到这个世界时，我们对眼前这个世界知之甚少，这就意味着我们必须学习这个世界里的一切。如果我们对这个世界不敏感，那么我们就什么也学不到，然后一命呜呼。

并非所有生物的学习曲线都是如此陡峭的。例如，角马宝宝在出生几小时后就可以在塞伦盖蒂大草原上奔跑。人类则需要将近一年的时间才能在平整的、毫无挑战的地面上行走，而且，大多数人最初还是步履蹒跚。然而，我们活了下来，适应并且解决了大草原与险峻的东非大裂谷所造成的生存问题。而那些不够敏感、无法适应坦桑尼亚游戏场的生物很快就遭到了淘汰。

虽然人类进化出这种敏感性花费了几百万年的时间，但幸运的是，我们可以利用在很短时间内就能完成的实验来观察这种由进化精心调整产生的敏感性。

让我们来看一下行为学家所说的"启动效应"（priming）。这里有一个经典的实验：首先，被试要阅读一些和攻击相关的词，然后再阅读或观看另一些材料，其中的人物表现出中性或模糊的行为。当研究人员要求被试评估这些中性行为时，被试没有选择中性词，而是无一例外地选择了与攻击有关的词。这表明他们的大脑敏感到外部环境可以轻而易举地启动他们未来的反应。如果在启动时，用和善性相关的词代替攻击性相关的词，我们也会发现类似的变化，只是这次的结果是相反的，每个人都表现得很和善。

我们的大脑以如此荒谬的方式适应着外部环境，并且非常易受外部环境影响。正因如此，研究人员可以在短期内观察到这些适应性。

如果我们对周围环境敏感到别人只需要用三言两语就能改变我们的观点，那么，6万个世纪里一定发生过什么。如果你是威尔逊，你会怀疑其间必定发生了很多事情。现在，是时候揭秘"很多"究竟是多少了。

压力的作用机制

虽然威尔逊认为我们的大脑更喜欢自然事物，但是大脑也能够创造各方面都不符合自然性的现代城市。我们适应变化的能力是否强于塞伦盖蒂大草原带给我们的先天偏好呢？答案是"更强一点儿"。我们确实能够适应变化，但同时，我们也会把塞伦盖蒂大草原留下的一部分带在身边，多到足以让我们感受到它的干扰和影响。有时，这种干扰和影响是让人非常痛苦的。

压力就是一个完美的例子。在适当的情况下，压力反应是你内心那个狩猎－采集者的真朋友。当威胁出现时，比如，当一头狮子出现在你面前时，你的心脏会加速跳动，呼吸会变得急促，感官也会变得更敏锐。你的身体做了许多工作，目的是把血液泵进你的大腿，好让你能够全速逃离。这有时被称为战斗－逃跑反应。

如果你在某人经历压力时窥视他的大脑，就会注意到有一个网络内的神经元异常活跃，这个网络被称为突显网络（salience network）。这是一个神经网络联盟，当坏人来到你居住的镇上时，它可以监管你逃离的能力。你可以把被激活的突显网络想象成一个闪烁的红灯。这个网络负责发出信号，激发你对压力源的身体反应——心跳加速、呼吸急促、感官变敏锐。如果你是一个敏锐的观察者，你还会注意到这种反应强度具有极强的个体性，因人而异。

有趣的是，我们的应激反应有天然的调节机制，它会问："我现在能把自己关掉吗？"这个问题几乎在威胁引发应激反应时就被提出了。谁是其中最大的"刹车人"呢？那就是最初被招募来监督应激反应的压力激素！其中一种激素叫皮质醇，是负反馈循环中的一部分。一旦红色警报启动，皮质醇就会立即询问大脑何时可以关闭应激反应。皮质醇的询问在制造它的场所里就已经开始。

为什么大脑要时刻关心何时关闭应激反应呢？原因很简单：应激反应极其耗能，如果应激反应持续太久，系统就会有崩溃的危险。这就是为什么研究人员认为大多数应激反应的目的是解决短期问题。要么是狮子吃了你，要么是你从狮子身边跑开，这种威胁只会持续几分钟，而非几年。

正是在这点上，我们遇到了一个巨大的、棘手的问题。在现代生活中，威胁可能持续许多年。在 21 世纪，我们可能会在讨厌的工作岗位上停留几十年，也可能会困在一个讨厌的关系中几十年。

即使你喜欢你的工作，有些任务的压力也可能大到让你的心血管系统和免疫系统受损，后者的损伤意味着你会总生病。你很容易就把应激反应系统逼得太过，而且不止一次，是一次又一次。然而，红灯存在的意义只是为了在紧急情况下亮一下，而不是为了持续闪烁几小时、几天乃至几年。

大脑中的红绿灯

这种重复的压力模式在现代生活中非常普遍，人们给它取了一个名字。当你的一天经常被那些几乎无法完成的任务填满时，或者换句话说，当你有做不完的事情时，研究人员就会使用"角色超载"（role overload）一词来描述你的状态。"心理倦怠"（burnout）也是一个正式的术语，它是角色持续超载的后果，相当于你的大脑挥舞白旗投降，然后找一个角落好好痛哭了一场。在真正的心理倦怠中，这种痛哭会持续数年，真令人心碎。

角色超载和心理倦怠都属于一种被称为心理疲劳的体验。心理疲劳是一种综合性的体验，有时也称为认知疲劳。当持续的压力使你筋疲力尽时，你胜任工作的能力就会严重下降，错误率会上升，旷工会变成家常便饭。你会变得喜怒无常，你的个性会对你遇到的每个人都造成钝性损伤。你患上抑郁症和焦虑症的风险也会急剧增加。

心理疲劳的影响十分显著，研究人员甚至可以用无创成像技术在大脑中看到它。在这种成像中，你可以观察到大脑在崩溃前发生的状况：在大脑关闭前，额头后面的前额叶前部突然出现一个丑陋的大红点，这是活跃过度的标志。如果堪萨斯州在你的头骨里，那么这个丑陋的大红点看起来就像天气预报里多普勒雷达上最可怕的龙卷风警告。如果大红点持续存在的时间过长，持续的压力就会导致实质性的大脑损伤。杀死脑细胞的罪魁祸首就是那些用于确保你人身安全的激素，而原因只是它们被逼迫到了超速状态。

这显然是一堆坏消息。有什么好消息吗？对于角色过载和心理倦怠，我们是否有解药呢？如果研究人员能够描绘出大脑在心理疲劳残酷统治下的样子，他们是否也能描绘出大脑得到解放后的样子呢？

这三个问题的答案是毋庸置疑的。当大脑变得放松时，研究人员观察到了几个现象，其中之一令人惊讶。首先，当人们平静下来时，许多原本用来调节压力的大脑区域便不再活跃，这几乎算不上什么新发现。但当大脑开始休息时，真正令人惊讶的事情发生了——某些相互联系的脑区突然变得相当活跃。这些区域构成了被称为默认网络（default mode network，DMN）的神经联合体，它们中的大部分区域就在你额头正后方的区域和大脑中部的区域，那里分别是内侧前额叶皮质和后扣带皮质。

具有讽刺意味的是，当你平静、放松，处于最被动的状态并且完全无事可做时，你的默认网络就会全面启动。而在精力高度集中的时候，你必须主动压制住它。平静放松时，默认网络会把你带入一种被称为间接注意（indirect attention）的状态，这是一种低唤醒状态，也被称为软入迷（soft fascination）。当你看着慢慢飘过天空的云朵或凝视水族馆里的游鱼时，就会有这种软入迷的慵懒感觉。你可能熟悉的是它更为人所知的名称——"心智游移"。

不管这种状态叫什么名字，其特点都是大脑不会长时间停留在任何一个单一主题上。相反，大脑会受到默认网络的涣散性、催眠性、电节律性的影响。

随着人们对默认网络了解得更加全面，研究人员注意到，一些被称为无任务反应的行为导致了人们能够产生特定类型的创造力和想法，这些行为现在被称为正向任务行为。我们将在后面看到，激发创造力最好的方法就是盯着金鱼看。

这一点很重要，特别是对那些依赖创造性产出的企业来说。当出现心理疲劳、压力过大、角色过载乃至心理倦怠时，我们不能简单地通过关闭突显网络闪烁的红灯来应对，而是要打开清新的绿灯，即激活默认网络，然后看着生命游弋而过。

注意恢复理论

默认网络和突显网络互为致命的敌人，其战斗力不相上下。每当有战斗－逃跑反应发生时，突显网络总是获胜。如果你把默认网络看成令人精神振奋的绿灯，那么突显网络就是用它强大的神经系统手指把默认网络摁灭，以此开启它的使命和任务。

所以，最大的问题是：你如何让一个日程安排过多、压力过大的大脑切换到它的默认网络状态上去？如何让紧张的大脑重新开启默认网络？哪些有据可查的操作可以让人们重新投入他们的工作、生活，乃至他们的世界中？

关于这些问题的答案，你可能已经猜到，它和蚂蚁生物学家威尔逊给我们的答案很接近。已故的心理学家斯蒂芬·卡普兰（Stephen Kaplan）采纳了威尔逊的建议，将亲生命性转变成了一套可测试的理论。他创立了注意恢复理论（attention restoration theory，ART）。简单地说，注意恢复理论假设，如果人们在和大草原相似的环境里度过一段时间，就足以恢复大脑的平衡；如果在和摩天大楼类似的环境里待上一段时间，则没有什么效果。以下是一位研究人员对注意恢复理论核心观点的表述：

……与集中注意相关的心理疲劳，可以通过在富含自然刺激的环境中消磨一段时间来消除。

事实证明，这一观点得到了大量的实证支持，也得到了哈佛大学为数不少的亲生物"信众"的支持。

来自医院的启示

对注意恢复理论最早的系统测试之一是一项对医院房间窗户的研究，我没有在开玩笑。研究人员注意到，如果患者能透过房间的窗户看到外面的树木，那么他们似乎就能从手术中恢复得更快，而且在治疗过程中也不会那么暴躁。正式的研究数据印证了这一传闻。如果做手术的患者注视着的是自然景物，而不是人造砖墙，那么他们在术后使用的止痛药就会减少。同时，这些患者也更不需要护理人员的情感支持。而且，令各地医院管理者感到高兴的是，这些患者提前一天出院回家了。即使在控制了年龄、性别及接触的医生和护士的情况下，这种现象仍然存在。

最初负责这项工作的罗杰·乌尔里克（Roger Ulrich）最终在《大西洋》（*The Atlantic*）杂志上发表了文章，文中写道：

> ……注视自然景物的患者情况要比面对墙壁的患者情况好 4 倍。

是的，4 倍。

我称这样的发现为"舵手研究"。也就是说，虽然研究的对象不大（此处为窗户外的树），但研究的结果能够引导大型研究船舶进入未知的水域。

这正是接下来发生的事情。研究人员开始着手对其他自然现象的研究，例如自然光，并发现这些自然现象产生的效果与树木类似。充满自然光的房间让做背部手术的患者的术后恢复时间缩短了，止痛药的使用量减少了22%，医疗费用减少了 21%。而对处于心肌手术后康复阶段的患者来说，住在没有阳光的重症监护室里的患者平均住院时间要比住在有阳光的房间里的患者长 43%。自然光甚至影响了重症监护室中的患者死亡率。在有阳光的房间里，男性患者的死亡率是 4.7%，而在没有阳光的房间里，男性患者的死亡率是 10.3%，前者不到后者的一半。

自然环境中的树和光线改变了人们与压力的关系，这一结论甚至在最严重、最令人不适的条件下也成立，并不仅限于手术室。

精神病学家多年来一直都知道光线会影响情绪。即使对于那些有严重问题的大脑，自然世界也能直抵要害。你可以阅读相关标题的论文，例如《阳光下的医院房间加快了严重和难治性抑郁症的康复》。更深入的研究发现，甚至光线的类型也会影响康复速度。住在朝东房间的躁郁症患者比住在朝西房间的躁郁症患者平均在医院少待 3.7 天，因为朝东房间的患者能观察到日出的阳光，而朝西房间里的患者只能看到黄昏的光线。

大脑的确很喜欢在户外活动，这对医院的设计有超出想象的影响。自然界具有如此强大的减压能力，甚至可以改变人们与止痛药和死亡的关系。

源于自然界的更多启示

尽管这些医疗数据看起来很有说服力，但它们的结论是否适用于非医疗领域的企业呢？毕竟，大多数人都很幸运，并不会在医院里度过大部分时间。户外的减压效果是否适用于我们这些习惯于待在室内的人呢？答案是肯定的。当我们不断从一个室内环境到另一个室内环境时，塞伦盖蒂大草原的引力足以吸引我们，哄劝我们出来玩。

让我们从工作日开始之前的生活空间开始。荷兰的研究人员发现，在开始一天的工作时，相比于没有住在自然环境附近的人，住在自然环境附近的人精神压力更小，抑郁症、偏头痛和心脏病的发病率较低，而且奇怪的是，出现过敏症的情况也更少。研究人员所说的"自然环境附近"，是指在距离绿化区域大约 3 千米内。英国的研究人员也注意到了类似的益处。他们监测了 1 万人在 18 年内的居住地，在控制了就业稳定性、年薪、教育水平等因素后，得到的结论与荷兰的研究相似。《国家地理》杂志描述了一项更大规模的国际研究。这项研究考察了经济问题并表明，居住在绿地附近的人所获得的健康益处相当于 20 000 美元的加薪。

但是，当我说"绿地"时，我到底是在指什么呢？绿地是由什么元素组成的，让它能对我们的身体和精神状态都如此有益？我想具体地讲讲绿色这种颜色，以此来拓宽我们对绿色世界的讨论。我想从一部电影开始，这部电影里几乎没有任何绿色，除了一个短暂的光辉时刻。

当我们谈论绿色时，我们在谈论什么

"我能做饭还是不能做饭？"

这是电影里的真实台词，是《星际旅行 2：可汗怒吼》（*Star Trek II: The Wrath of Kahn*）中，演员比比·贝什（Bibi Besch）对海军上将詹姆斯·柯克（James Kirk）说的话，那是一句关于性别歧视的著名台词。贝什扮演的角色卡罗尔·马库斯（Carol Marcus）博士是"创世装置"的发明者，这个机器可以从贫瘠的、没有生命的岩石中造出伊甸园来，而那句著名的台词正是她在展示机器的能力之前说的。在造出的伊甸园里，有绿色丛林、花边般的瀑布、悬崖峭壁、如丝的溪流、波光粼粼的湖泊和一个光源。即便考虑到 1982 年那个时代的电影特效，其视觉冲击力仍然相当了不起。多年以后，我在一个研究生研讨会上使用了这个场景。现在，我甚至把这个场景写进了书中。

为什么我要强调这一场景呢？正如许多优秀的科幻作品一样，这个场景是具有预言性的。马库斯博士的花园披着 23 世纪的科技外衣，展示的却是 21 世纪的亲生命性。它拥有所有已知的能改善人类健康的绿色元素。我们现在之所以能知道这些绿色元素可以改善人类健康，是因为研究人员十多年来一直在世界各地对亲生命性的各个方面进行测试。

第一个亲生命性实验测量的是当你走过一段森林地带时，你的行为发生的变化，并将其与你在城市环境中行走时的行为进行比较。英国的研究人员发现，如果你在森林中散步，哪怕只有很短的时间，你的行为也会发生改变。具体是多少时间，我将在后文进行讨论。为了测量树林效应和城市效应，研究人员使用了一种被称为情绪指数的心理指标。他们用情绪指数来衡量紧张、愤怒、困惑、抑郁和疲劳等的程度，结果发现在树林里散步的被试的所有负面情绪都减少了。如果你在散步时能看到水，例如溪流或瀑布，效果会成倍增加。他们甚至给它起了个名字——绿色运动。有医学专家已经在推动国家卫生服务机构给患者配绿色运动这一"药剂"，就像开阿司匹林一样开出合适的"剂量"。

日本千叶大学的同领域研究人员也发现了同样的情况。与在城市中漫步相比，在森林中漫步会使人们的应激激素水平，即皮质醇水平下降 12%，神经系统活动下降 7%，心率下降 6%。与英国人的研究结果一样，日本人的研究结果也显示出抑郁症患病率相应下降了，他们给这项活动起了一个更好听的名字——森林浴。

美国的研究人员也证实了这一结果。一个研究小组甚至分析了人们散步时头顶上方树冠的颜色，如橙色、黄色或绿色，发现每种颜色都产生了让人镇静的效果，但头顶上方的树冠是绿色时，效果最佳。科学家使用皮肤电反应这种实时量化压力的方法来测量减压效果，结果发现不同颜色之间的减压效果差异并不小。绿色树冠的减压效果优于黄色树冠近 270%。

我觉得马库斯博士会同意这些结论的。毕竟，她的学识博大精深。

绿色的生理学

看起来自然界，特别是绿色，对我们产生了镇定的作用，就像一个好的治疗师一样。但是，身体的哪些部分得到了疗愈呢？绿色有些非常温和的影响，这些影响与副交感神经系统有关。想要知道绿色是如何起作用的，你需要对副交感神经系统有所了解。

我们可以把流经身体的大部分神经回路划分成特定的系统，其组织结构就像是俄罗斯套娃。在神经系统中，最大的两个部门是中枢神经系统和周围神经系统。中枢神经系统就是脊髓和大脑。而周围神经系统本身可分为两部分：躯体神经系统和自主神经系统。自主神经系统又可进一步细分为交感神经分支和副交感神经分支。

之前当我提到战斗-逃跑反应时，我实际上是在描述交感神经系统受刺激的效果。然而，我并没有提到与交感神经对应的副交感神经。副交感神经监督着一套令人更加愉快的经验：受到刺激后，副交感神经负责让一切平静下来。副交感神经的行为有时被称为"休息和更新"。两个网络的监督者都是突显网络，即前面提到的对威胁起反应的神经元网络。

研究人员推测森林浴会同时触发交感神经和副交感神经系统的反应。前文提到了，接触自然元素会降低你的应激激素水平。这表明，树木会让你的交感神经系统"闭嘴"，同时，大自然也向你的副交感神经系统发出了一个亲切、温和的邀请："做你自己的事。"森林浴哄骗你的身体开始储存能量，而不是耗费能量。血管开始放松、扩张，心率开始减慢，消化功能也开始增强，而消化功能的增强正是能量供应得到补充的原因。进行森林浴的人反馈，这使他们得到休息和自我更新，效果与其他任何对副交感神经的刺激相同。

这种积极的变化可以通过测量身体恢复时间直接观察到，身体恢复时间是指身体在经历压力后恢复到平衡状态所需的时间。自然界令人愉快地缩短了这一时间，我们可以通过对汗水量和心率的测量来证明这一点。甚至由大脑和脊髓组成的中枢神经系统，也会被轻推着踏上逐渐平静的旅程。面对树木，血液会从控制强烈情感和情绪反应的杏仁核与海马，转移到与共情行为、自我意识、善意相关的大脑区域，即楔前叶、岛叶、前扣带回。

绿色在办公环境设计中的重要性

绿色能够产生像泡泡浴一样令人镇静的效果，显然这对工作场所的设计有很多启示，特别是对于高压力的职业。事实上，创造令人平静的绿色环境，可能是认知神经科学对工作场所建设提出的最明确的建议。有趣的是，这里的"绿色"就是指绿色这种颜色，绿色光波波长为 492 ~ 577 纳米。还记得有关树冠缓解压力的数据吗？还记得与其他颜色相比，绿色这种颜色对缓解人们的压力有多大的作用吗？

如今的数据已经变得更加细化。其中最有趣的一个细节是，你不一定要通过户外散步来减压。你也可以在室内散步，只要你能在室内的绿色植物中徜徉。

"室内的绿色植物"是否指办公室植物呢？是的。在办公室植物的叶片上，我们就可以接触到那些可爱的纳米射线。这让解决方案变得实用、接地气。在一个种满植物的办公室里，实验组的生产力与对照组相比提高了15%，他们也变得不怎么疲劳了。更奇怪的是，他们生病的次数也会减少。现在我们知道，这是因为植物释放了某些气体。

植物会释放挥发性油和气体，其中一些你可以闻得到。你能回忆下森林的味道吗？这就是那种挥发性气体的味道。研究人员从这些气体中分离出一个亚类，称之为植物杀菌素（phytoncide）。几十年来，研究人员一直在探索植物杀菌素的实际用途。这是一项硕果累累的研究事业。携带植物杀菌素的气味已被证明可以使免疫系统中的一组细胞增加，这组细胞名为自然杀伤细胞，或称 NK 细胞。这个名字可能听起来很可怕，但实际上你会希望这些细胞数量增加，因为自然杀伤细胞的目标是病毒和肿瘤。

绿色在这方面的促进作用并不小。当你在办公室接触植物时，你的自然杀伤细胞数量会增加 20%。而如果你在户外感受绿色植物，你的自然杀伤细胞会增加高达 40%。无论上述哪种情况，自然杀伤细胞的数量都可以保持 7 天。即使在 30 天后，实验组的自然杀伤细胞数仍然比对照组多 15%。虽然研究测试的是柏树及其挥发油，但大多数其他绿色植物都能制造这些提高免疫力的物质。这意味着大多数办公室应该有绿色植物，而且应该有大量的绿色植物。让大多数办公室看起来像室内植物园也不为过。

除了绿色，还可以利用哪种颜色

除武装免疫系统和营造平静状态之外，绿色还有其他功能。其中一种能力是让人集中精神，而且这种效果是有剂量依赖性的。这意味着在单位时间内，绿色光波击中眼睛的次数越多，产生的精神集中效果就越好。这种效果甚至强大到足以改变患有注意缺陷多动障碍的年轻人的行为，要知道，这群人可是以无法集中注意力而闻名的。

考虑到达尔文主义与颜色的关系，这不足为奇。非洲大草原并不是一个以充满绿色而闻名的地区。除了某些季节，那里并不像雨林那样水源充沛。任何突然遇见的郁郁葱葱不仅不同寻常，还有可能令人兴奋，因为这表明附近可能存在着孕育生命的水源。研究人员推测，如果我们的祖先能够认识到光合作用，他们就有机会多活一天，或者至少能再多喝一次水。我们人类之所以学会了专注于绿色，可能仅仅是因为我们经常不得不专注于解决口渴问题。

生活在绿色环境中产生的影响是巨大的，但绿色并非唯一能够改变可测量行为的颜色。我们来看一下蓝色，蓝色光波波长为 455～492 纳米。我们已经知道，蓝色可以使大脑保持警惕和兴奋，因为蓝光会抑制褪黑激素的产生，而褪黑激素可以诱导睡眠。你见到的蓝色越多，你就越兴奋，你获得的能量就越多。这种影响非常强烈，甚至可以干扰睡眠。因此，研究人员建议在睡前一两小时内关闭任何会发出蓝光的电子设备。

蓝色的唤醒功能可能也有进化层面的根源。这种颜色不是我们在大草原的黄褐色草地上会经常遇到的色彩，但我们人类的进化史中并非没有蓝色。想要吸收一缕最原始的天蓝色，我们只需要抬头看一眼。由于我们天生不是夜行动物，所以蓝色能够唤醒我们是有道理的。在早晨，蓝色可能会发挥古老闹钟的作用，在其余时间里，蓝色之于人类的意义则像高咖啡因含量的饮料一样。当夜幕降临，蓝色消失时，该光波的提神功效也随之消退。

最后要注意的是，如果你接触的光线囊括了绿光、蓝光和光谱上其余的光，比如彩虹中 380 纳米至 740 纳米的颜色，那么它对你也有好处。为什么？因为这种光是白光或自然光，就是你走到外面或从窗户看出去时发现的那种光。沐浴在自然光下的人可以减少 84% 的眼睛疲劳症，包括减少视力模糊和头痛。相较于室内工作者，有幸在自然光下工作的人也会请更少的病假。暴露在自然光下还会对睡眠产生积极的影响，例如平均睡眠时间更长、睡眠质量更高等。自然光甚至影响零售额。有天窗的沃尔玛平均销售额要比主要使用荧光灯采光的店面高 40%。

综上所述，由于自然光以及绿色和蓝色对行为的影响都可追溯至人类进化的根源，室内设计师最好不要忽视它们的作用。

让我们休息一下，最好在室外

鉴于健康和自然之间"幸福联姻"的益处，我们应该如何将其应用到商业世界呢？定期休息是否应该成为员工工作、生活中的一个固定部分？尤其是在员工可以到花园里休息的情况下，是否更应如此？健康的员工更勤奋，而健康又快乐的员工会有更高的生产力。

一个简单的事实是，定期休息的人比不定期休息的人表现得更好，而以在大自然中晒太阳这种方式休息的人比所有人的表现都好。这一点最早是在人们研究在职错误率时发现的。简单地说，定期休息的人在单位时间内犯的错误比不休息的人要少。此外，定期休息的员工的注意力更集中，任务参与度也更高，这表明执行功能提升了。如前所述，执行功能是一个能帮助我们完成任务的重要认知工具。下面这个观点可能会让你感觉是矛盾的，但统计数据确实显示，在工作上花费较少时间的人比花费较多时间的人能更有效地完成他们的工作。

那么，在一天中你应该多久按一次暂停键？认知神经科学在这里提供了真正具有洞察力的见解。研究表明，你每隔90分钟左右就需要休息一下。如果工作紧张到令人窒息，你就需要提高休息频率。这个数据来自纳撒尼尔·克莱特曼（Nathaniel Kleitman）的研究，随后被心理学家安德斯·埃里克森（Anders Ericsson）和商人托尼·施瓦茨（Tony Schwartz）倡导。克莱特曼发现了一种被称为BRAC的现象，即基础静息－活动周期（basic rest-activity cycle）。大脑似乎真的希望每隔90分钟就有几分钟"属于自己"的时间。按照这个时间表休息的员工能最大限度地提高他们的生产力，这一事实不仅在商业领域，还在科学领域得到了证明，甚至表演艺术领域都不例外。

那么每隔90分钟你应该做些什么呢？我们可以引用威尔逊的话来回答。你应该到外面走走，或者至少参观一下充满植物和人工瀑布的房间。你可能会记得我在前文中提出过一个问题：在树林中短距离散步，至少要多久才能对健康有益？研究表明，在这样的环境里，镇静效果在前200毫秒内就产生了。在10分钟至1小时这一时长内，你在绿色环境中逗留的时间越长，好处就越多。

我意识到公司的政策对休息的规定都是不一样的。如果你的公司确实有休息政策，请尽量利用它，即使你感觉适得其反。当你休息的时候，试着在大自然中寻找一些慰藉，到外面走走，或者至少待在办公室里有一些树叶的地方。如果你是公司的政策制定者，而你所在公司还没有关于休息的政策，那就尽快制定一个，并尽量让你的员工注意到这一点。大多数企业要依靠员工健康的神经元才能正常运行。强调保持人力资本健康的重要性，是我写这本书的原因之一。

视野－庇护理论

显然，设计办公场所的人应该花些时间去看看日本的花园。我猜想设计北欧航空公司总部的那些可怜设计师希望自己在设计前能有这样的机会。他们在 1987 年设计修建的办公大楼包括一个大型的中央主街道楼板，让人联想到迪士尼乐园。该楼板将各种办公室和会议室与一个咖啡馆、一个运动区和多个开放的非正式会议场所连接了起来。这个设计的初衷是让员工有理由离开他们闷热的办公室，在其他空间进行非正式的聚会。这一设计背后的小期望是，这类聚会将为自发的、偶然的互动提供认知空间，而大期望是，这类聚会能提高员工的生产力。

结果是，这两种期望都打了水漂。对员工实际互动地点的分析显示，只有 9% 的互动地点位于主街道及咖啡馆，其他"开放景点"也仅占总数的 27%。超过 2/3 的员工仍然在他们闷热的办公室里会面。该设计对生产力的作用仅此而已。

很明显，设计师们的关注点有误。

那么他们在哪里可以找到正确的关注点呢？我认为有两个方向：坦桑尼

亚恩戈罗恩戈罗火山口那狂野、嘈杂的山坡和英格兰东北部赫尔大学不那么狂野、不那么嘈杂的学术大厅。这些地方似乎掌握着世界上最具创造性、最富生产力的活动背后的秘密。

我们来探讨一下坦桑尼亚和英国为何可以解决北欧航空公司总部的设计问题。让我们从一个术语开始——"视野－庇护理论"（prospect-refuge theory）。这个术语最早的使用者是赫尔大学的名誉地理学教授杰伊·艾普尔顿（Jay Appleton）。为了理解艾普尔顿的想法，我们需要描述一个地点——非洲东部的恩戈罗恩戈罗，那里可能是他的灵感所在。

恩戈罗恩戈罗火山口位于坦桑尼亚，是一座环形山。它是世界上最大的死火山之一。火山在几百万年前爆发，由此形成了一个近 260 平方千米大小的碗状山谷。它与塞伦盖蒂大草原相邻。恩戈罗恩戈罗火山口是恩戈罗恩戈罗自然保护区的一部分。碗状火山口两侧是令人感到不适的峭壁山脊以及陡峭的山丘，这些地形最终都汇入平坦如饼的平原。沿着这些山脊，到处都是洞穴的痕迹，特别是一个叫作恩加鲁卡的地方。这种地质特征为远古人类提供了庇护所和可以快速到达的藏身之处。同时，它还提供了几乎无限的视野，使远古人类可以监视捕食者和猎物。换句话说，它为人类提供了广阔视野和安全庇护。

由于恩戈罗恩戈罗火山口的独特景观及其对我们史前祖先的影响，我们也可以称它为智人的东非朋克工厂。人类古老的大脑在恩戈罗恩戈罗这样的地区以及其他地区得到了重塑，并走上了现代化之路，这让我们得以发展成为能够创造艺术、建造结构、观察世界、缴纳税款的生物。

关于视野－庇护理论的更多信息

从艾普尔顿的想法中可以清楚地看到，我们喜欢的是混合环境。由于我们在地球上 99.987% 的时间都是在这样的环境中度过的，所以我们不需要把威尔逊搬出来就能够知道艾普尔顿可能发现了什么。艾普尔顿所发现的是两种偏好的平衡。

一边是视野。我们整个物种都有一种需求，即能够以尽可能大的视野来观察周围环境。广阔的视野可以立即告诉我们哪里可能有水，哪里可能有捕食者潜伏着，哪里可能有猎物在徘徊。显然，对这类知识有偏好的狩猎 - 采集者群体会比没有此偏好的群体生存得更好。我们现在仍然有这种偏好，你附近的房地产经纪人应该很清楚这一点。有开阔景观的房子更好卖，而且人们愿意为它们花更多钱。

另一边是庇护。艾普尔顿说，我们也喜欢另外一种环境，这种环境能够让我们躲避敌人和不好的天气。随着人口的增长，这种环境也能够让我们躲避彼此。如果我们能够控制环境的入口，比如像洞穴那样，我们就增加了直接面对威胁时的生存机会。如果我们的头顶上有一个屋顶，我们就增加了自己在塞伦盖蒂大草原变化多端的天气中的生存机会。古老火山口一侧的洞穴能够如此吸引人的原因之一，就是它们同时满足了我们这两种需求。

艾普尔顿预测，世界上最富有成效的空间都会在视野和庇护之间达到平衡。实证研究似乎也支持了这一说法。《哈佛商业评论》的两位研究人员同意下面的观点：

> 最有效的空间能将人们聚集在一起，消除障碍，同时能够提供足够的隐私空间，使人们不会担心被偷听、被打断。

不管你信不信，我们对周围环境广阔性的敏感程度甚至可以通过研究天花板的高度来予以说明。在所谓的大教堂效应中，天花板的高度会影响专业人士在解决问题时的注意力。天花板越高，被试就越关注问题的要点，越少关注细节。天花板越低，被试就越关注问题的细节，越少关注要点。这些研究能给我们什么启示呢？当专业人士在解决大型问题时，他们需要在像圣帕特里克圣殿一样大的房间里。当解决细节问题时，他们需要在一个山洞里。就算如今我们已经安全地生活在一个空间里，我们似乎仍然能对视野和庇护做出反应。

视野 – 庇护理论对设计的影响

在进化层面上，我们有这样一种需求：在开放的区域和封闭的庇护所这两个空间之间的连接点上工作。这种需求为办公室的规划提供了启示。由于不平衡的设计忽略了我们关于视野或庇护的需求，你可能会猜到，任何只关注其中一个方面的工作空间设计都是失败之作，例如，全是开放区域的工作场所，或者全是兔子窝一样的空间的工作场所。

这似乎是事实，我们来看一下具有开放式平面设计的办公室。将大面积的、廉价的、无墙的隔间与开放的合作空间相结合的设计，对人们一直很有吸引力。这种环境似乎可以鼓励人们随时相互打扰，能保证偶然的互动。但情况真的是这样吗？

不幸的是，很少有人验证这一想法。研究人员测试时发现，人们对这种工作空间的热情根本就没有任何道理。研究人员并没有发现这一亩三分地带来其乐融融或热火朝天的高效景象，而是发现了一个沉闷、紧张的战场，主要受害者是公司的利润。在开放式办公空间里，生产力直线下降，创造性思维减少，集中精力完成任务的能力变弱，压力水平却飙升。不出所料，当有太多的视野时，人们对工作的满意度也会下降。

最大的压力因素之一是无法摆脱干扰，比如被迫听别人打电话。研究人员给这个恼人的干扰起了个名字——"半个对白"。之所以叫这个名字是因为我们只能听到对话中的一半。这对我们的大脑来说是个非常大的干扰，而且后果不小。与对照组相比，在有"半个对白"的情况下，视觉跟踪技术揭示被试组的错误率会有高达 800% 的上升。

这种情况下，人们对恩戈罗恩戈罗火山口的洞穴会有迫切的需求，这可以从员工们的行为中观察到。当有过多视野的时候，员工试图回到远古洞穴里避难。《纽约时报》报道说，这类似于一场战争：

> 各地办公室的墙都倒塌了，但隔间里的人不断地竖起新墙。
>
> 他们把自己堵在文件柜后面。他们用书本和文件塔来加固他们的隔墙……

耳机可以提供帮助，尽管这并非一个理想的解决方案。因为就算用降噪耳机牢牢地捂住耳朵，我们仍然会对分散注意力的视觉刺激做出反应。说到这里，达尔文的进化论又要派上用场了。

重点不是要消除开放式办公区，而是要保持视野和庇护之间的平衡。做得好的话，偶尔的互动可以提高人们 25% 的生产力。毕竟，我们是一个天然的合作物种。尽管如此，我们之所以成为社会性物种，是因为我们对生存感兴趣，而不是对聊天感兴趣。生存这一优先事项会要求我们用本属于自己的时间去对冲所有的社交活动。如果在所有的时间内，我们身处的空间都是开放性的，那就不太好了，属于大脑自己的时间会变得少之又少。

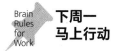

**下周一
马上行动**

由于这一章充满实用性观点，我们不妨将其中的一些内容应用到一个思想实验中。假如你有无限的预算，很少受到官僚主义的限制，并且可以根据本章的主题设计工作环境，那么，你设计出来的工作环境会是什么样子的呢？是时候实验一下了，特别是在我们走出新冠疫情之后。办公室这一概念产生了许多猜测和辩论主题，从

居家办公的互动性到一个办公建筑的必要性。办公楼的概念很可能
会继续存在下去。但在当下想法仍然有可塑性之际，为什么不一路
走下去，重新想象一切呢？

让我们从办公楼开始，更重要的是，从艾普尔顿开始。我保
证，当你规划办公大楼时，你会以他的视野－庇护理论作为核心设
计元素。大楼里需要设计一些空间来给人提供体验大型的、催生想
法的视野。这些空间会连接到私人办公室，在那里，产生想法的员
工有安静的空间来推进自己的想法。听起来很牵强？事实上，我们
已经有正式的、合格的设计成果来实现视野－庇护理论。它们被称
为阳台。

那么我们在阳台上可以俯瞰到什么呢？一个满是树木的公园。
理想的建筑物会被绿色空间包裹，这些绿色空间要么是俯瞰式花园
庭院样的内部空间，要么是更实用的、适合森林浴的外部空间。员
工可以在此经常接触到小径、小溪和瀑布，并且能够从办公室看到
这些景观。

我们的设想还包括楼内设计。办公室将充满自然光，每个空间
都有增强免疫力的植物。不得不说这也是一个省钱的想法，特别是
在流感盛行的冬季。如果员工能够每隔 90 分钟就走进植物空间里
休息，就可以保存宝贵的人力资本。

甚至会议室也是独特的，我们可以将会议室重新命名为"问题
解决室"。这些空间的照明将是可以调节的。当员工需要集中注意
力时，灯光为蓝色；当他们需要能量时，灯光为绿色。天花板的高
度也是可以调节的，需要员工在 12 千米高的空间里才能想出优秀
解决方案的时候就调高，需要员工从细节入手解决问题的时候就
调低。

这些想法对收入有好处。而且，与过去那些令人感到遗憾的、无益的办公室设计不同，这些想法还得到了科学研究的支持。

我意识到，将一个想法变成现实既不容易也不便宜。然而，作为一个脑科学研究者，我也意识到迄今办公室的设计并没有考虑到大脑的需求。尽管这个星球上几乎所有的企业都依赖这个器官来赚取利润，但大多数公司甚至没有尝试过去咨询一下认知神经科学家，而我们有大把的时间来做这件事，毕竟本章所介绍的一些数据早在几十年前就发表了。虽然这些观点中有些要变成现实会像过圣诞节一样花费巨大，但有些则像蜘蛛草一样实惠。它们都待在一堆经过同行评议的论文里，我可以想象得到威尔逊正在上面欢快地跳舞。

成千上万的上班族，也许是数以百万计的上班族，都会希望能够加入威尔逊的行列。

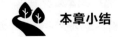 **本章小结**

商务办公室

▼在历史上 99.987% 的时间里，人类一直生存于自然环境当中。而现代生活将我们置于旷日持久的压力之中，这种压力称为角色超载。如果不加控制，这种压力可能会导致心理倦怠、心理疲劳，甚至脑损伤。

▼想要扭转压力诱发的过程，你需要想办法让自己和下属接触到自然元素。

▼如果你所在的地方令你不方便去户外，那你可以在办公室设计中加入自然光、大量的植物，以及绿色和蓝色等元素。

▼如果可以的话，每隔 90 分钟就休息一下；如果能在户外休息，那就更好了。

▼想要培养员工的创造力，你需要设计一个好的工作空间，在这个工作空间里，所有人都能有开阔的视野（开放的公共区域）并得到庇护（封闭的私人区域）。

Brain
Rules for Work

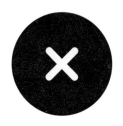

04

大脑的头号敌人，不是失败，而是惧怕失败

每当失败发生时，那些始终率先做出反应的管理者，创造了世界上最有生产力的公司。

在这一章的开头，我们先来做一个小游戏：请尽可能多地想出一块砖的新用途。我希望你能把想到的用途列成一个清单，但不必着急，慢慢想就行，把这一章读完后再回来看看自己的答案。

我之所以要求列出这个清单，是因为本章的主题是创造力。我们将讨论如何定义创造力，这很难做到。我们还会讨论什么会破坏创造力，这更难做到。最后，我们还会讨论如何提高创造力，这是最难做到的。

创造力向来是让脑科学家们头疼不已的课题。这倒不是因为我们不相信创造力真实存在，而是因为我们不相信它可以被充分地量化或者描述，至少在目前的技术条件下如此。我们不确定我们在研究什么，又在寻找什么。

大多数人会同意列奥纳多·达·芬奇是有创造力的，也会同意爱因斯坦同样有创造力，还有贝多芬、乔治·巴兰钦（George Balanchine）和路易斯·阿姆斯特朗（Louis Armstrong）。他们在创作旷世杰作时，大脑是否都在畅饮来自同一口创意之井的泉水？他们是否使用了相同的大脑区域来创造杰作？我们不知道。我们能做的只是列清单。

说到这个，你刚才列的清单是怎样的？是否包括压纸或挡门之类的用途？你有没有想过把砖头放在沸水锅的盖子上，防止沸水流出来？这些都是相当标准的答案。因为它们有一个共同点，并没有过多地偏离砖头的承重特性。

一些研究人员会将这些答案排在得分较低的位置，因为它们与砖头最初的设计目的没有太大出入。我们再看一个会得高分的答案：把砖头捣成粉末，然后用这些粉末混合着油漆上色。这种新的用途大大偏离了砖头的原始功能。研究人员对这种有偏离性的想法非常重视。事实上，在量化测试某些类型的创造力时，这样的延伸就是他们关注的内容。这种测试被称为发散思维评估。

你会认同一个答案比另一个答案更有创意吗？大多数人会认同把砖头用作颜料是更有创意的想法，我和许多研究人员也不例外。

发散思维只是研究人员试图描述的数种创造力中的一种。我们接下来也会探讨其他几种。在这一过程中，我们会探索将挡门砖变成一罐颜料的方法。

是创意，还是疯狂

你会认为下面的句子很有创造性，还是很疯狂呢？

> 我是从国外大学来的……你必须对所有修正行为有一个理释，才能通过儿童法典……这不是对精神的困扰或放罚……这是一种慕质法则。①

这是由一个真实存在过的人所做的一段真实演讲，摘自发表于 20 世纪中期的一篇研究论文。从一个角度来看，其创造性是不言而喻的：演讲者编

---

① 此处译文中的"理释""放罚""慕质"对应原文中三个编造出来的英文单词——plausity，putenance 和 amorition。——编者注

造了自己的话语。这是"词汇版砖头"的新用途。创新本身固然很好，但这个句子对我们来说有意义吗？它对英语语言进行了富有创意的自由发挥，但它有任何效用吗？实际上这句话很难被理解，甚至不可能被理解。

因此，我再问一次：这句话是很有创造性，还是很疯狂呢？

这只是研究人员在试图定义创造力时面临的众多困境之一。新奇和无厘头的区别是什么？研究人员可以用什么样的行为学手术刀，把愚蠢低级的东西从崇高绝妙的造物中剔除？

遗憾的是，这样的手术刀不存在。多年以来，对于这个问题，相继有一些勇敢的人提出了一些想法，但其中大部分被证明是行不通的。大多数研究人员使用的创造力定义源于以下一个勇敢的、尽力而为的表述：

> 催生一个既新颖又有用的想法或产品，是创造力的一个核心特征，这一观点被人们普遍接受。

"普遍接受"是科学界用来表达"我们在这个问题上弃权"的说法。这在科学层面上相当于投降。

虽然这个定义远远谈不上完整，但它确实具备一些实用性。这一定义将创造力提炼为两个"概念锚"，即新颖性和有用性，并引发了一些可测试的想法和一些关于创新思维本质的有趣科学见解。

在这些见解中，最有价值的一个见解来自进化生物学家。他们试图理解隐藏在创造力背后的达尔文效用，即创造力在进化上的作用。进化生物学家们一致认为，创造力很可能来自人类应对远古气候变化的需求。事实证明，在我们的祖先逗留于塞伦盖蒂大草原的最后几十万年里，非洲的气候非常不稳定。在仅仅几代人的时间里，这里的气候就从炎热潮湿转变成了寒冷干燥。这种不稳定性给脆弱的狩猎 - 采集者带来了各种各样新的生存挑战。那些能够运用全新解决方案去解决全新问题的人最能适应这种变化，那些没有足够创新能力的人则会灭亡。创造力赋予了人类生存的优势，因为它使我们这一物种能够与气候的拳头过过招。

基于这样一个进化起源观点，创造力定义中的第二个锚——有用性就不言而喻了：创新的解决方案必须具备某种类型的功能才能在进化上拥有优势。这就是为什么创造力会有两个锚，而非只有新颖性这一个锚。本节开头引用的"所有修正行为有一个理释"可能听起来很新颖，但它不足以将我们从环境的不稳定性中拯救出来，也就是说不具备有用性。

你需要知道的是，说出本节开头那段引文的人患有精神分裂症。研究人员给这些乱七八糟的词起了一个名字——"词语沙拉"。这是某些精神分裂症患者的一个常见症状。这名患者的话语当然是新颖独特的，但根据我们使用的定义，它们不是很有创造性。

辐合思维与发散思维

定义创造力需要新颖和有用这两个特征是一回事，但确认这两个特征背后的神经基础（如果有的话）是另一回事。为了解释这类重大的问题，科学家通常先提出模型，对其进行测试，然后在大脑中寻找可能能够解释模型工作原理的相关脑区。

在本章中，我们将研究三个模型：发散、辐合思维，认知抑制解除（cognitive disinhibition），以及一种被简单地称为心流的古老现象。这三个模型下的不少观点都可测试，也都经过了科学的研究。这类研究工作旨在将外部行为功能映射到水一样柔软的大脑内部世界。

还记得我让你想一想砖头的新用途吗？那就是一个发散思维练习。发散思维是一个认知小工具；它让一个人在给定的参数下，以一种非常开放的、没有压力的方式，尽可能多地提出创新想法。

　　与之相对的是辐合思维。准确来说，它是发散思维的反面。这种认知工具对应着人们另一方面的能力，即想出许多独特的、有创意的方案来解决一个问题，这些解决方案必须聚焦于这个问题。

　　在电影《阿波罗13号》（Apollo 13）中，我们能看到一个辐合思维的典型例子。这部电影是根据一个真实故事改编的。故事讲的是美国国家航空航天局如何处理一艘残缺的宇宙飞船，即阿波罗13号。这艘飞船非常有名。电影中描述了各种有创意的问题解决方式，其中一个方式涉及培训手册的封面、蹦极绳和袜子！所有解决方案都只有一个目的，那就是让飞船掉头，让宇航员活着回家。

　　这两种创造力之间的区别可能会令人困惑，我们可以用一个简单的方法来区分它们：想象发散思维是一个鞭炮，从一个中心点爆发出多条彩色的弧线；而辐合思维是一个放大镜，把许多光线集中到一个单一的焦点上。

　　考虑到实际用处，研究人员自然会问什么样的现象有助于或者会阻碍发散思维与辐合思维的过程。事实证明，压力是两者共同的主要影响因子，但压力会以迥异的方式作用于这两种类型的创造力。

　　一方面，对创造力，特别是辐合思维而言，压力可以是一个强大且有积极影响的朋友。阿波罗13号太空舱内的三条生命危在旦夕，对美国国家航空航天局的工程师来说是一种实实在在的激励，能让他们跳出各种条条框框来思考解决方案。

　　另一方面，某些类型的创造力，如发散思维，在承受压力时则会像枯萎的花朵一样被折断。当人们感到匆忙或有压力时，他们在发散思维测试中的得分就不会高。这就是为什么我在本章的开头谈到了不要着急列清单。

　　我们可以看到，统计学上的证据可以证明创造力与压力之间的依赖关系。人们是否能够维持长期的创造性产出呢？对于这一问题，最有效的预测因素之一是观察他们如何处理失败。对有些人来说，失败是一种令人极其紧张的经历，失败的预期会扼杀他们可能存在的任何其他创新本能。而对另外一些人来说，失败根本不是失败，它只是另一个帮手，能协助勇敢的创新者找到正确的解决方案。

失败，但永不言败

创造性的产出和对失败的恐惧之间存在着让人不适的联系，来自各个学科的研究人员都已经探讨过这种相关性。

我们来看一下已发表的研究文章的标题。在商业领域，你会看到这样的标题——《创造力的头号敌人：害怕失败》。在神经科学领域，你会看到《恐惧让你的大脑萎缩，使你的创造力下降》等类似标题。顺便说一下，这种萎缩发生在几个大脑区域，其中最明显的是海马。这是个重要问题。海马参与了许多对创新产出来说极其重要的过程，其中包括将短期记忆痕迹转化为长期记忆的过程。如果海马萎缩到一定程度，就会大大干扰这些功能。

为什么我们对失败的恐惧会产生如此负面的影响呢？为什么我们的创新本能具有这样一个特殊的目标呢？

为了回答这些问题，我们必须讨论一下婴儿、科学家和企业家所拥有的某些共同点。这就要谈到他们的学习方式。

婴儿会使用出生时就预置的假设检验软件，通过一系列的不断完善和自我修正进行学习。他们不断地观察他们所认为的世界是如何运作的，以试错的方式测试他们的想法，以及根据获得的数据修改他们对世界的理解。

如果你认为这听起来像科学家在做的事情，那就对了，这是一种很好的古老的科学方法论。

　　许多年前，一本名为《孩子如何学习》(*The Scientist in the Crib*)[①]的书描述了婴儿和科学家有多么相似。我可以用个人经验告诉你，两者的共同点不止一个。这样的假设检验风格是很有力的。不停地迭代、重复的过程既能够让人有足够的力量将火箭和宇宙飞船推向遥远的小行星，也能够让人有足够的耐心来探寻原子的奥秘。

　　假设检验的过程充满了失败的痕迹。事实上，失败的概念已经融入它的机制之中，失败是假设检验方程式里的一边，即错误的那边。

　　你可以随处看到一些例子，它们都能体现失败和创造力之间的这种联系。很少有创业项目在第一次、第二次，甚至第二十次尝试时就获得成功。科学家提出的理论也有很多败于严格的检验。即使是成功的科学理论，也很少是未经失败、不加修改就成功的。我不知道有哪个孩子在学会走路之前，没有度过摇摇晃晃的几周，有时甚至是几个月。他们跌跌撞撞地站起来，摔倒，又站起来。

　　如果你因失败而停滞，这种停滞就会延伸到你的项目上，最终影响你的生产力。因此，正确对待失败真的很重要。

　　请记住，创造力的一部分是提出新奇的想法，而另一部分是让这些想法变得有用。事实证明，失败正是将奇思妙想变成实用功能的引擎。

最大限度地发挥失败的潜力

　　上述观点对商业来说具有重要价值。让我们再来看看谷歌及其亚里士多

[①]《孩子如何学习》汇聚了三位儿童发展研究专家30年的发现，揭示孩子大脑学习机制，横跨脑科学、心理学、教育学、生物学等多学科。书中，作者用生动的实验让人们重新认识孩子，也重新认识学习。该书简体中文字版已由湛庐策划、浙江科学技术出版社出版。——编者注

德项目。我们之前讨论过，该项目旨在研究某些团队的工作为何那么出色。研究人员得出结论，心理安全是成功的关键，它让一个团队允许人际间的冒险行为蓬勃发展，当然，其中就包括接受失败。

自亚里士多德项目实施以来，关于心理安全和创新之间联系的研究已经取得了实质性的进展，其中包括量化冒险规范的能力。一项实验表明，如果一个小组能够同时测试多个想法，比如 3 ～ 5 个提案，然后选择前 2 个或前 3 个进行下一步实验，那么相比于没有迭代或迭代不够的小组，这个小组的成功率会高 50%。损失就像饼干一样，可以分批烘烤。

也许是受到这些努力的启发，更多的研究人员开始研究失败。很快，人们发现，允许失败本身并不保障成功。取得巨大成功的人和遭受巨大失败的人在尝试次数及失败次数上大致相同。那他们之间的区别是什么呢？成功的人会努力从自身错误中吸取经验。他们正视自己的错误，像拧抹布一样榨取自己的精力。而没有这种职业勇气和韧性的人更有可能继续失败。这是研究人员的第一个发现。

另一个发现是关于人们允许在连续失败之间间隔的时间。人们允许的时间越短，未来成功的机会就越大。人们在两次努力之间拖延的时间越长，就越有可能继续失败。从失败中学习是一件好事，但更重要的是尽快重新上马，再次尝试。只有当人们感到可以自由地失败时，这种快速再次尝试才会发生。

其中一个以允许员工失败而闻名的公司是 IBM，在传奇的首席执行官小托马斯·沃森（Thomas Watson, Jr.）的安全领导下，公司度过了它最成功且最具有创新性的一些年头。有一个很有名的故事是这样的：IBM 的一位副总裁曾经尝试过一个实验，但失败了，导致公司损失了近 1 000 万美元。这位副总裁的道歉信是一封辞职信，他亲自将信交给了沃森，却被沃森随后的反应吓了一跳。"我们为什么会想要失去你？"沃森看完信后笑着说，"我们刚刚给你提供了价值 1 000 万美元的教育经费。"

诚然，企业不是慈善机构，沃森当然也不是想要在经济上拖垮 IBM。但也许他凭直觉明白一个道理：通过增加对失败的容忍度，可以增加获胜的机会。如今，你可以凭借实证研究来了解这个道理。

科技专栏作家迈克尔·马隆（Michael Malone）这样说：

> 外人以为硅谷是一个充满成功的地方，但事实上，它是一个墓地。失败是硅谷最大的优势。

打破恐惧的桎梏

如果对失败的恐惧是创新的牢笼和脚镣，那么你应该怎么做呢？你是否可以凭借一些实用的态度来打破这种有害的联系呢？答案是肯定的。这要从了解你为什么害怕失败开始。

研究表明，许多员工认为他们的错误是一种人格缺陷。对有这种认知的人来说，失败并不仅仅代表他们做错了事情，还是对他们作为一个人的公开评价。如果你有这种感觉，你可能试图隐藏你的错误。对于你犯下的错误，你会选择撒谎，并将错误归咎于其他人。

但有些人并不会把他们的失败视为缺陷。他们不认为失败是难以启齿的事，值得为此去撒谎、隐瞒或远离他人；他们会积极地面对让他们失望的事情。他们的勇气会得到回报，在开启下一次创造之旅时，他们在试错的世界里会变得更加成功。事实上，有证据表明，失败是大多数人炽热想法的助燃剂。正如心理学家罗伯特·爱泼斯坦（Robert Epstein）所说，"失败实际上直接激发了创造力。它真的很有价值"。

通过遵循一个简单的三步骤原则，你就可以拥有面对失败时应该持有的健康态度。一位来自佛罗里达州的消防员是说明这三个步骤的最好人选，尽管这听起来多少有些奇怪。这位消防员是马特·霍拉迪（Matt Holladay），他是一个身材魁梧的肌肉男，剃着光头，看起来像是来自选派最初响应人员演员的部门中心。

在佛罗里达州一个晴朗的日子里，霍拉迪正在训练一群新兵。突然报警电话响起——一栋住宅起火了，房子的大部分都在燃烧。他和同事一起赶到现场，评估了情况：除了一间卧室，整个房子都在冒烟，很可能还有人在里面。霍拉迪立即从一个破洞跳了进去，那里原来是一扇窗户。跳进去之后，他正好落在一位虚弱的老奶奶身边，并发现她还活着。他抱起老奶奶，把她从窗口交给等候在外面的同事，然后自己也迅速地钻了出去。

霍拉迪的行动故事可分为三个步骤。首先，他跑向了"地狱"，而不是远离"地狱"。然后，他评估了损失情况，去寻找可能存在的生命迹象。最后，他找到方法，并采取了行动。他进入卧室，发现自己的判断是对的，并救了某人的祖母。

信不信由你，研究表明，在应对失败时应该遵循与上述类似的三步骤方案。

以下是这三个步骤。

1. 奔向失败，就像霍拉迪奔向火场一样

研究表明，愿意面对威胁是消除威胁唯一最重要的因素，这从逻辑上讲也是成立的。

2. 开始评估情况

确定是否有人在房间里，然后想办法去救援，即使你周围的一切都在燃烧。

3. 尽可能多地从评估中了解情况

首先找出房子燃烧的原因，然后采取一系列行动解决问题。

把雪橇变成马车

不少商业实例可以用于说明这三个步骤是如何带来富有成效的结果的。一个广为人知的例子来自著名的商业大师彼得·德鲁克（Peter Drucker），他描述了福特汽车公司最大的失败之一：1958 年推出的埃德塞尔车型。他的描述非常有名。这款车型被过度规划、过度研究，而且背负着会大卖的预期。但该车投放市场后，实际的销售情况惨不忍睹。据《商业内幕》（*Business Insider*）杂志估计，埃德塞尔汽车花费了公司 3.5 亿美元。

德鲁克说，负责这一车型的高管们并没有在这一昂贵的垃圾堆面前退缩，相反，他们选择直面它。他们以一种审慎的、系统的方式调查失败的原因，并发现了其中的有利因素，随后确定了将失败变为成功的方法。他们的努力直接导致了雷鸟和野马两个车型的诞生，这是有史以来最成功的两个汽车型号。

那么，是什么条件让福特汽车公司将埃德塞尔变成野马的呢？几十年的研究表明，答案是一致且有力的。如果你是一名高管，这个答案还会有点儿令人不安：高管们对失败的反应会直接影响到其他人的反应，而且，生产力并不取决于行动，而是取决于态度。

正如我所说，这令人不安。

如果你是一名主管或经理，当面对失败时，你应该让自己保持怎样的态度？为了将失望转化为财富，你必须创造一种氛围，让失败不仅可以被接受，还会被期待。而这一切都要从你以身作则开始，行为学家称之为被动转移（passive transfer）。正是那些每当失败发生时总是率先做出反应的经理人创造了世界上最有生产力的公司。

一位名叫埃德·卡特穆尔（Ed Catmull）的高管曾经说过："错误不是罪恶，它跟罪恶毫无关系。错误是尝试新事物时一个不可避免的后果。"顺便说一下，卡特穆尔是皮克斯的联合创始人。

创新氛围的营造

如何才能营造一个允许失败的氛围呢？研究表明，有短期和长期两种解决方案。

短期解决方案意味着你要解决自己的心理问题，这包括管理你对失败的反应，特别是你处理恐惧的方式。如果作为高管的你害怕失败，这种恐惧就会弥散到其他人身上。正如每一个有经验的急救人员所知，恐惧是会传染的。

通常，管理对恐惧的反应是一个冲动控制问题。毕竟，不愿意进入燃烧的房子是件很自然的事。

但我们还有希望，因为已经有研究探明如何控制冲动这一问题。这种控制行为是"团队执行功能"的一部分，即之前被称为"完成事情的能力"的认知工具。任何改善执行功能的方法都会改善冲动控制能力。

正念是一种冥想的方法，它可以改善冲动控制。体育锻炼也可以改善冲动控制。让这些方法奏效只需要花费短到令人惊讶的时间——不到一年，这就是我称之为短期解决方案的原因。毫不奇怪，正念和运动都能提高创造力，而且是以特定方式做到这点的。集中注意力可以培养发散思维。运动也是如此，特别是如果你能在户外运动。事实证明，梭罗这位最初的森林浴者的观点是正确的，他说："当我的腿开始移动时，我的思想就开始流动……"

长期解决方案更让人注重过程。研究表明，公司应该刻意创造一些官方机制，以激发和发展内部创新。公司应该将这些机制以文件的形式记录下来，并告知每一个曾经有过好主意的人。这份文件中最重要的是什么？是对如何处理失败的明确阐述。

以下是来自研究人员凯文·德苏扎（Kevin Desouza）等人的一段话：

最理想的情况是管理层设置一个明确的创新发展进程规范，其中包括将失败视为商业活动中一个可接受的部分。

德苏扎等人甚至知道这种有利于失败的进程应该是什么样。他们总共描述了 5 个特征，我们可以认为这些特征是一个周期的几个步骤，其中前三个步骤对我们的目标来说特别重要。

第一，"想法的产生和动员"这一特征是必备的。在这一步，我们需要创造一个开放的环境，它对想法的孵化要非常友好，并设立一个可随时访问的日志，使人们能够了解这些努力。

第二，需要设计一个审慎的审查程序，这是一个可以评估任何想法的优缺点的程序。德苏扎等人将这一步称为筛选和宣传。

第三，需要建立一个过程或机制，使人们能够测试他们的想法，并在适当的时候开始建立原型。这些努力可能需要一个实验室，或者至少是一个可以调整方案的地方。

第四个和第五个步骤涉及商业化，以及获得潜在消费者的认同。有一点需要贯穿于所有这些步骤之中，那就是明确承认失败是可接受的。我认为应该在与这一进程有关的每一个房间里挂上一个牌子，将卡特穆尔——皮克斯创始人之一的一句话印在上面：

如果你没有经历过失败，那么你正在犯一个更加严重的错误：你正在被避免失败的欲望驱动着。

这句话是一句人生箴言，尤其是当你想赚取数十亿美元的时候，而卡特穆尔已经做到了这点。

第二种模型：认知抑制解除

可悲的是，研究表明，大多数公司并没有像上述五步骤那样的正式措施。他们只是依靠随机偶然性运转，不管那个随机偶然性是什么。他们也会依靠自己的直觉，而如果这些直觉是基于恐惧的，那它们大多是无用的，甚至会带来危险。

我们可以得出一个符合逻辑的结论：最具创新性的公司最有可能成为行业领导者。在一个对失败很友好的环境里，拥有一个允许尝试的正式机制是必要的，但可能还不够。这一结论也被研究证实。

发散、辐合思维模型理论并非唯一的创造力理论，可能也不是公司成功所需的唯一模型。我们要讨论的下一个创造力模型可能有助于填补这一空白。这一模型由一个晦涩的概念组成，叫作认知抑制解除，它对创造力的贡献略复杂，包括两部分。好在这两部分都可以通过一个简单的比喻来解释，这一比喻来源于百老汇音乐剧《西区故事》（West Side Story）中的一个场景。

我没开玩笑。

电影里的这一幕发生在一个命运般的时刻——两个不幸的恋人相遇并相爱了，而他俩都跟 20 世纪 50 年代敌对的帮派成员有关联。当时学校的体育馆里正在举行一个舞会，目的是让两个帮派达成和解。大家在舞会上一起狂欢，矛盾冲突就有可能化解。

但对他们来说，和解是不可能的。这场舞会近乎演变成了一场暴乱，夹杂着聒噪的音乐以及由数十人编排好的舞蹈。当越来越混乱的喧闹声达到高潮时，突然，一对恋人——托尼和玛丽亚，从地板的两端窥视着对方。当他们的目光汇在一起时，音乐渐渐平静下来，同时摄像机将其他人置于焦点之外。他们开始有礼貌地跳舞，在这一幕里，体育馆里没有其他事物，也没有其他人。

这一幕总是让我想起认知抑制解除对创造力的两个贡献，而除非我们给它们下定义，否则它们不会有意义。以下是研究人员谢利·卡森（Shelley Carson）的一段话：

> 认知抑制解除是指未能忽视与当前目标无关的信息……是一种选择不去阻止无关信息进入意识的心理过滤器。

卡森的定义相当于"允许嘈杂的舞者在你的大脑中乱跑"。当你解决问题时，你要让大量的输入信息自由通行，进入你的大脑。这些信息不一定有意义，但你仍然允许它们在你的认知舞池中自由起舞。你是在解除抑制，放松你的意识，"认知抑制解除"这个词正是由此得名。

如果这些解除抑制的舞蹈是你大脑中唯一发生的事情，那么你不会对我们给创造力下的定义感到满意。正如我们所讨论的，你可以负责任地说精神分裂症患者非常不受抑制，例如我们之前提到的那位主张"所有修正行为的理释"的患者，但他的不受抑制到此为止。毕竟，他的演讲没有任何意义，也没有任何实用的内容。令人高兴，甚至有几分诗意的是，托尼和玛丽亚证明了缺少的成分。

消除干扰注意力的信息

在《西区故事》的体育馆场景中，乱糟糟的舞蹈场面被消除，只是为了突出一段正在萌芽的浪漫恋情。这是一个很好的例子，表明了我们通过消除分散注意力的信息来达到突出其中一个输入信息的目的。

当一个有创造力的人看着多个输入信息在意识中回旋起舞时，他可能会注意到其中一些输入信息开始互相凝视。在它们之间可能有一种关系正在形成，可能这种关系是基于它们的共同点的，也可能它们根本就没有任何共同点。这些输入信息可能具有一些属性，当它们以某种组合方式在一起时，就会产生一些有用的影响。不管是什么原因，它们和其他的信息不同。

一旦认识到这一点，真正有创造力的人就可以有意地让所有其他的干扰因素淡出，然后只专注于令人兴奋的输入信息。研究人员把这种行为称为集中、分散注意力的能力。在这种聚焦、散焦的过程中，创造性的洞察力就产生了。实用性往往也随之而来。

在整个过程中，位于认知抑制解除核心的是两种能力。一种能力是慷慨地放任这种认知狂欢进行；另一种能力是在随后的时间里，无情地忽略狂欢中的大部分。

疯狂和创意之间的区别，很可能就在于它们是否有能力发现那些在房间里相互凝视的星星点点的想法，然后让这些想法一起翩翩起舞。

这一切背后的大脑机制

不少证据可以有力地证明认知抑制解除是实际存在的。就这一点而言，支持发散、辐合思维的证据也是非常有力的。但研究人员不太清楚的是这些行为背后的神经基础，因此花了大量的精力试图找到大脑内负责创新的区域。但可惜的是，我们仍然还在寻找的路上。

我们知道一些神经成分必须被激活，才能使外部观察到的行为在大脑内部被观察到。对于认知抑制解除，我们知道工作记忆（working memory）是一个关键的参与者。

工作记忆是一个认知空间，大量的输入信息可以暂时储存在此。工作记忆曾经被称为短期记忆。这种不稳定的缓冲区在神经学上主要由位于你额头后面的脑区前额皮质负责。

工作记忆与认知抑制解除是怎样联系起来的呢？认知抑制解除需要一个可以同时容纳许多信息的认知空间，一个可以让不同的输入信息在其中进行实时互动的缓冲区。工作记忆提供的正是这种空间，它相当于《西区故事》中的体育馆。没有它，你就无法容纳太多的信息。

不要大声呵斥

正如你可能怀疑的，这个心理体育馆的大小直接影响创造力，原因很简单：任何影响某物体积的因素都会影响某物的容纳能力。

那么，什么类型的因素会影响这个体育馆的大小呢？你可能已经知道答案了，因为我们已经对这个概念进行了大量探讨。失去控制，也就是负面压力会实时影响工作记忆能力。

有很多方法可以证明这一点。这里有一组来自现实世界的实验，这些实验研究了当个体变得具有言语攻击性时，工作记忆会发生些什么变化。言语攻击是科学界对大吼大叫的一种委婉说法，许多人都在他们暴躁的老板那里体验过它。

为了便于讨论，假设你就是那个暴躁的老板。在观察到一个错误后，你决定让你的情感离合器滑落，你开始对负责此事的员工大吼大叫。这位员工身上此时会发生什么？你的行为会立即使他的工作记忆缩减高达 52%，这严重破坏了记忆缓冲器的承载能力。这种工作记忆的萎缩会全方位无死角地影响他的创造力，而这可以体现在几乎所有可测量的创造性产出上。

工作记忆为什么会萎缩呢？进一步的研究为我们提供了一个线索。这一线索来自一个令人意想不到的地方——执法和目击者证词。

心理健康专家发现，创伤和记忆丧失之间是可能相互影响的。当一个人身上发生了不好的事情，比如说受到攻击时，他通常会经历某种程度的失忆，特别是容易失去攻击发生时的记忆。这会直接影响他的目击证词。

然而，这种失忆通常并非完全的失忆。如果创伤来自某种武器，例如枪，事情就会发生很大的变化。大脑的记忆系统会按下记录按钮，记住关于枪支的每一个细节。此时，严重的记忆萎缩仍然会发生，但我们应该使用另一种称谓，即一种"转变"，一种"资源的重新分配"，而非"记忆萎缩"。这种以牺牲其他一切为代价的异常集中，称为武器专注。

该现象直接关系到我刚刚讲的故事。如果你对某人进行言语攻击，那你基本上就把你的嘴变成了武器。你下属的跟踪雷达会自动瞄准威胁的来源，也就是你，而他的其他记忆系统会消失。他不会把注意力放在应该关注的事物，比如自己犯下的错误上，而会把注意力放在不应该关注的地方，即你愤怒的嘴上。

一些管理者忽视了这一警告，他们认为言语攻击会提高创造力。其实不然。大声呵斥就像挥舞着枪支想让别人冷静下来一样，并不会提高对方的创造力。

关于心流的问题

如果你知道下面这位出生在匈牙利的著名科学家的姓氏如何发音，那你就可以在创造性解决问题这一项上得到 10 分。这位科学家是米哈里·希斯赞特米哈伊（Mihaly Csikszentmihalyi）博士[①]。他是我们第三个，也是最后一个创造力模型的作者，他称这一创造力模型为心流。

---

① 希斯赞特米哈伊被誉为"心流之父"。在其经典之作《创造力：心流与创新经济学》中，他分析了包括 10 多位诺贝尔奖得主在内的 90 多位创新者的人格特征及他们在创新过程中的心流体验，提出了诸多建议。该书中文简体字版已由湛庐策划、浙江人民出版社出版。——编者注

　　你放弃试图念出这位匈牙利科学家姓氏了吗？ Csikszentmihalyi 的发音是 cheeks-sent-me-higher。他关于创造力的想法和他的姓氏一样不同寻常。

　　心流模型的中心思想并不聚焦于一个人的产出，而是聚焦于一个人陷入创造行为时的内部状态。在心流状态下，一个人会超级专注于某件事情，注意力强到改变自己的内部心理状态。进入心流状态的人会失去对时间的感知，不再接收任何对思考中的大脑造成干扰的信息。他们最终会陶醉于这一过程。很快，其他事情似乎都不重要了。事实上，创造的喜悦是如此耗费精力，以至于人们要努力才能继续保持心流状态，即使这样做是有代价的。最终，心流状态会给人带来一种幸福的感觉。这种全身心的投入可能是好奇心所能取得的最大胜利，其中活动本身成了一种目的。

　　希斯赞特米哈伊认为，心流状态是人类可以体验到的最愉快的感觉之一。他还认为，心流并非只要寻求创造力就会发生。心流状态不是自动出现的。相反，只有当一系列条件得到满足时，心流才会产生，这就类似于一株挑剔的植物需要土壤中的特定营养物才能茁壮成长。

　　孕育心流的"土壤"的一大成分是选择具有以下特征的任务：具有足够的挑战性，能够保持你的兴趣，但挑战又不是压倒性的、不可征服的。显然，选择适合你的技能的任务是关键，即使这个任务并不令你感到舒服。

　　然而，光有合适的任务还不够。选定的任务还必须具有明确定义的目标。同时，你需要创建一个即时的内部反馈机制，以便告诉你是否以及何时实现了目标。

　　这种土壤的最后一个成分与"时间都去哪儿了"这个问题有关。它就是你专注于当下，甚至可以用非评判性的方式享受当下的能力。如果你认为这听起来像正念训练，那就对了。专注于此时此刻，而不是彼时彼刻，使行动和意识融合在一起，你会沉浸于你正在做的事情。让心流状态成长为一朵压缩时间的花，能让你感觉到几小时就像几秒钟一样短暂。

创新背后的三种神经网络

没有哪一种模型能够解释我们在创造力方面的所有发现，甚至我刚才描述的三种也做不到。当人们试图确定这些模型所测量的行为背后是哪些大脑区域在发挥作用时，情况就变得更加混乱了。

许多研究经费被用于探索发散思维背后的神经机制（发散思维就是完成那个砖头新用途任务所用到的创新思考方式）。这方面的研究进展非常缓慢。其中一个困难是如何设计一种特定的行为任务，以选择性地测量发散思维，同时排除其他因素的干扰。

令人高兴的是，研究并非没有进展。有证据表明，三组神经网络联手，可以帮助你将一块砖头从一块无趣的挡门砖变身为新形态的油漆。这些神经网络听起来应该会让你感觉非常熟悉：

第一个是默认网络，也就是参与白日梦的网络。它被认为是创造性想法的主要生产者。

第二个是执行功能网络，主要负责让我们能够完成工作。我们可以看到创造力定义中的两大支柱在大脑中是如何工作的：默认网络为我们提供想法，而执行功能网络让这些想法能够实际运转起来。

第三个是突显网络，这个网络通常参与威胁的探测和对威胁的反应。这一神经网络可能有一个副业，那就是检查白日梦，然后对其信息做出价值判断，确定哪些信息是值得传递给执行部门的。

对发散思维或任何其他类型的创造力来说，三个网络之间的互动很难解释所有的一切。这一神圣的三位一体网络假说的最大效用是提供了可测试的想法。

研究人员还试图描述创造力背后的生物化学特性。科学家们一直在研究创造力的"顿悟时刻"。例如，所有事情汇集在一起并出现一些新颖见解的体验。这项工作是通过一种叫作远距离联想测验（Remote Associates Test）的心理测量工具完成的。该测验会给你三个词，然后要求你找到第四个词，这个词需要与其他三个词的意思相关。例如，如果我给你"救助""橡胶""马车"这三个词，你就可以回答"绷带"这个词。

测验中，你需要坐在脑成像机器中。研究人员发现，在你说出"绷带"的一瞬间，大脑会像喷灯一样亮起来，而且以非常具体的模式发亮。其中一种模式包括制造多巴胺的区域，多巴胺是负责奖赏、产生愉快情绪的化学物质。想一想，每当你想通了什么时，你的大脑就会给你一根多巴胺棒棒糖，这绝对是一件令人高兴的事。这些事从你一年级开始就一直在你身上发生着。

格雷伯爵茶的力量

可惜的是，你现在已经不是一年级学生了。无论到几岁，成年人的身体都需要休息，当没有条件休息时，就需要提神。在大部分的工作日时间里，你都在两种状态之间切换：想打哈欠，想喝双份脱脂拿铁。

关于休息，最惊人的发现之一是它对创造性产出的影响，特别是对问题解决能力的深刻影响。文献领域到处是《面对电子游戏问题的挑战，睡眠提高了解决这一问题的概率》这样的文章。

其中，有一篇令人愉快的文章。在该文中，研究人员列出了一系列难题，被试需要解决这些难题，但他们的睡眠时间是不同的。总的来说，在这一过程中，获准有 8 小时睡眠时间的被试成功率是对照组的三倍。研究人员甚至知道了应该在什么时候有意识地去研究未解决的问题：我们最好在睡觉前重新接触一下未解决的问题。

为什么会出现这种情况呢？几年前，人们发现，大脑并不会因为睡觉而进入睡眠状态。睡觉时，大脑只是改变了功能。它激活了"离线处理"系统，这一系统会重复你在白天学到的东西，还会研究创造性的方法来解决你之前遇到的问题。睡眠的快速眼动（rapid eye movement，REM）阶段，也就是眼睛快速转动的阶段，是用于创造的。睡眠的非快速眼动（non-REM）阶段，也就是眼睛静止不动的阶段，是用于巩固记忆的。

当然，在充满压力的工作场所里，人们并不总是能够获得良好的睡眠。即便如此，脑科学也是有用的。脑科学帮我们挖掘出了地球上最被滥用的精神活性物质之一——咖啡因。

咖啡因以惊人的方式提升了创造力。它能增强工作记忆，能提高专注能力，两者都是认知抑制解除的标志性行为。咖啡因还能增加可被这两种认知功能利用的能量。此外，咖啡因能提高人们的辐合思维能力和发散思维能力。咖啡因的输送系统并不重要，对创造力类型的影响却很重要。例如，某些类型的茶可以提高人们的发散思维能力，而几乎任何种类的咖啡都可以提高人们的辐合思维能力。

有趣的是，咖啡因并不是通过直接刺激你的神经系统来发挥作用的。它的作用是阻断你感到疲倦的能力。对生物化学家来说，这句话的意思是咖啡因阻碍了腺苷与大脑的A1受体结合。因此，在咖啡因的作用下，你会继续消耗能量，准确来说是在过度消耗能量。当咖啡因失效时，你会变得加倍疲劳。这仅仅意味着你需要睡一觉来消除这些疲劳，这也是提高创造力的另一种方式。就像我说的，这一过程就像咖啡因和睡眠在打乒乓球。

提升创造力的"方法"：衰老和转移

在我的授课生涯中，我大部分时间在教研究生和博士后研究员。从世代的角度来看，他们确实是一个有趣的教学群体，学生中有20多岁的"孩子"，也有 30 多岁和 40 多岁的"孩子"。当我讲授创造力时，我被问到一个与年龄有关、意料之中的问题："我们在什么年龄段最有创造力呢？"

我告诉他们，学界实际上是知道答案的。40 岁是大多数人创造力的高峰期，那时的预期创造力大约是 80 岁时的两倍。但我会在这个答案上标明一些非常重要的注意事项：有些人在一生中只做出了一个伟大的创造性贡献，然后就再也没有做出过其他贡献，另一些人则一生都保持着惊人的创造力。美国建筑师弗兰克·劳埃德·赖特（Frank Lloyd Wright）甚至在 90 多岁时设计出了他最具代表性的作品之一——古根海姆博物馆。此外，有证据表明，老年人更有智慧，因为他们有更多的知识和经验。有些知识和经验是 20 ～ 40 岁的年轻群体无法获得的。当这些年轻群体加速进入创造力的巅峰时期时，这些知识和经验可以为他们的创造力提供参考。但前提是这几代人之间可以相互交流。

然后，我会开始与学生们讨论前面提到的心理学家爱泼斯坦的工作。

爱泼斯坦与我年龄相仿，他发明了所谓的"转移游戏"。他用这个游戏来教授人们提高以团队为基础的创造力。有趣的是，他所教授的内容还包括孤独的沉思。他通常将游戏参与者分成两组，然后要求他们解决一个发散思维问题。

第一组即对照组，该组成员可以思考 15 分钟。在这 15 分钟里，他们要尽可能多地列出一件物品的用途。第二组即转移组，成员只能思考 5 分钟，然后离开房间，各自找一个可以独处的地方进行思考，继续研究这个问题。再过 5 分钟后，这些人重新集合，并列出他们想出的解决方案。爱泼斯坦发现，转移组创建的解决方案通常是对照组的两倍。

"考虑一下我刚才提到的与年龄有关的创造力，"我对我的学生说，"哪些人应该加入爱泼斯坦的团队呢？"

爱泼斯坦发现，考虑到这些混杂因素，为了使转移组的创造力最大化，我们应该让组内成员年龄的多样性最大化。

在结束这部分的演讲时，我通常会说："看看你的周围，你们现在所属的群体，是地球上最有创造力的群体之一。"然后我就会要求他们去思考砖头的新用途。

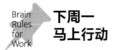

下周一
马上行动

20 世纪 70 年代，两个西雅图青少年想出了一个点子，用于改进公路上车辆计数的方法。他们使用了早期的计算机技术，然后以这一产品为基础成立了一个公司。当他们第一次向重要人士展示解决方案时，他们的努力以失败告终，原因是机器无法工作。年轻人并没有气馁，他们再次尝试，并取得了一点儿小小的成功，尽管没有什么值得大书特书的。他们最终放弃了这个项目，上了大学，但仍然继续保持交流。事实证明，真正有价值的不在于公司，而在于这些持续的互动，在于对失败的健康反应。正如我们将看到的，这些健康的态度和随之而来的互动改变了世界。

对失败的反应是我们关于创造力讨论的核心，而我们现在也强调创造力的实用性。这一章虽然涵盖了广泛的主题，但我们仍然可以为下周一的工作提炼出 7 项建议。

1. 判断一项任务需要哪种类型的创造力

依赖发散思维的项目与依赖辐合思维的项目需要不同的方法。为了培养发散思维，我们需要摆脱一些束缚，例如时间限制、紧张的气氛和对失败的恐惧。而辐合思维实际上可以在有压力的环境中得以增强。

2. 学会奔向失败，而不是逃离失败

这意味着你要研究你的失败，然后鼓起勇气从失败中学习。当人们观察到你将失败视为学习训练时，他们就会追随你。正如我们将在下一章中所看到的，领导行为是具有高度传染性的。

3. 让迭代正常化

对于一个特定的问题，准备好 3 ～ 5 个解决方案，然后对这些解决方案进行测试。失败后，不要间隔很长时间才再次开始挑战。向所有人阐明，硅谷最受瞩目的纪念碑实际上是创业者的无数次失败。如果你遵循第二条建议，这条就更容易做到。

4. 营造安全的氛围

确保你的同事在心理上感到安全，这样他们的工作记忆才会保持应有的状态，创造力也会得到保留。从你的嘴巴开始留心，不要把你的话语变成武器。如果你是管理团队方面的新手，从一开始就不要对你的同事大喊大叫；如果你是一个经验丰富的老手，那就停止对他们大喊大叫。

5. 密切关注睡眠

在睡觉前，重新审视一下你一直在处理的问题。如果你有睡眠问题，那就在工作期间适量饮用茶或咖啡。不过你要做好累到撑不住的准备，因为咖啡因只是一种暂时的解决方法。

6. 练习转移游戏

如果你参加一个旨在解决问题的会议，先进行全组互动，然后解散，几分钟后重新集合讨论。同时，小组成员年龄应多样化。

7. 为心流创造条件

最有可能引发心流的条件包括关注此时此地，这意味着学习正念。因此，建议在全公司范围内开展正念培训。我会在第 9 章讨论

工作与生活的平衡时，更全面地讨论正念。

这些来自循证研究的建议是可以改变世界的。为了证明这一点，我想再次以之前提到的西雅图青少年为例。他们创建的车辆计数公司名字有些古朴，叫 TrafO-Data，这家公司实际上并没有获得显著的成功。然而，这两位青少年长大后也一直在坚持不懈地努力。他们最终将公司的重点转向软件工程，将公司更名为微软。没错，这两位西雅图青少年就是保罗·艾伦和比尔·盖茨。

剩下的，正如他们所说，已经载入历史。

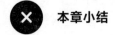

本章小结

创造力

▼如果一个想法是具有"创造性的"，那么它需要既新颖又有用。

▼发散思维指以开放的方式想出许多创新想法，它需要一个无压力的环境和一个较长的时间尺度。而辐合思维指为解决一个特定问题而想出许多种解决方案，它更能在有压力的环境下和较短的时间限制内得到加强。

▼拥抱失败。失败是化新颖为实用的有效机制。

▼为了让失败对你的创造力发挥最大的用处，试着去面对它们，审视它们，并在犯错后尽快从错误中吸取经验。

▼记住，创造力层面的失败并非对你个人的公开评价。

▼停止或者从一开始就不要对员工大吼大叫。言语攻击会扼杀员工的创造性产出。

▼如果你是公司的领导，给你的员工提供一个允许失败的机制。打造一个对失败友好的环境，鼓励员工审视自己的失败，能将这两种流程规范化的公司在提高创造力方面尤其富有成效。

Brain
Rules for Work

05

大脑享受感激之情

请在你的领导力风格中找到声望和支配的正确组合，将支配行为限制在最低限度，非必要不使用。

我承认，写领导力这一主题的时候我很犹豫。最大的原因是，我是个胆小鬼。我需要足够厚颜无耻，才能去讲解一个有那么多不可控变量的课题。我不确定我本人或者我的研究领域是否能胜任这项工作。著名的商业大师彼得·德鲁克似乎也准备好挥舞白旗投降了。他说："领导者的唯一定义是拥有追随者。"

我喜欢他这句话的简洁，但不喜欢这句话的含义。领导力当然不仅仅包括吸引追随者的能力。因为人们会以同样的步伐去追随糟糕的老板和好导师，追随令人讨厌的指挥官和友善的经理，追随残酷的国王和谦逊的仆人式领导，但这并不意味着这些领导人的行为是由相同元素构成的。

这种定义层面的不清晰同样令人感到困惑和沮丧，因为对商业成功而言，领导力是极其关键的，每个人都可以在商学院的第一堂课上了解到这一点。一个糟糕的老板是员工辞职的首要原因。在新冠疫情暴发之前的 2018 年，有近 1/3 的工作者因为糟糕的老板而计划辞职。员工的流失对公司的盈利也有直接的影响。平均而言，更换一名员工会让公司付出约 4 万美元的代价。

那么，应该怎么做呢？有没有人认真地去尝试探究领导力的秘诀，以指导老板如何避免用 4 万美元的代价更换一个员工呢？对于这个问题，如果以相关图书的数量作为衡量标准的话，那么答案是肯定的。截至 2015 年，在亚马逊网站上我们可以找到超过 5.7 万种带有"领导力"一词的书，每天有 4 本以领导力为主题的图书出版，这很令人吃惊。而到了 2020 年年底，亚马逊上带有"领导力"一词的图书种类已经达到了 10 万种。

为什么会有这么多与领导力相关的书呢？有些书宣称领导力是艺术，而不是科学，这大概就是原因。有些图书作者说，领导力不是天生的，而是通过经验演变而成的。他们认为，这种演变和学习包含一项重要的领悟，即领悟如何平衡一系列相互对立的特征，例如大胆和共情、排他性和包容性、不在乎别人的想法和只在乎别人的想法等。行为科学如何才能够为这场拥挤的思想盛宴带来新的成员呢？

事实是，行为科学并不能做到这一点，至少不能全面做到。但是，我们可以在领导力的餐桌上摆上一道重要的新菜，这道菜由进化的洞察力和可测试的想法所腌制。它就是领导力的声望 - 支配理论，有时也被称为"双重模型"。这就是下一节的主题，但你绝不应该认为以下几页内容就是对领导力的全面阐述。没有人能用短短的一章与其他 10 万本书竞争。

何况，我告诉过你，我是个胆小鬼。

两个将军的故事

让我们从第二次世界大战开始讨论领导力的双重模型，特别是第二次世界大战中两位最优秀的盟军将军的指挥声誉。他们的领导风格迥异。

首先来看一下传奇的乔治·巴顿（George Patton）将军。巴顿将军强硬好斗、聪明过人，还张扬到了极点。在他指挥第三集团军时，他的右胯下经常插着一把象牙柄的柯尔特 45 手枪，左胯下插着另外一把象牙柄的史密斯 -

韦森手枪。巴顿那经过西点军校训练的大脑组织像两个铁半球，勉强能控制住左右两胯下的手枪。绰号为"血胆将军"的巴顿从不吝惜批评下属。在一次著名演讲中，巴顿将军对他的部队说：

> 有些人抱怨说我们把自己人逼得太紧了。我对此不屑一顾。因为我相信，一盎司的汗水可以挽救一加仑的血液。[①]

实际上，我们是幸运的。20 世纪 40 年代，被纳粹占领的世界需要一个让一切找回平衡的斗士，把巴顿放到擂台上似乎是通往胜利最可靠的途径。有些人认为，第二次世界大战之所以没有多打几个回合，是因为巴顿采取了积极的战术。

不过，巴顿口无遮拦的个性也让他陷入困境。有次，他打了某士兵一个耳光，因为那个士兵发生了"炮弹休克"，巴顿认为这是懦弱的表现。因为这件事，巴顿遭到了排挤。这名士兵所患的就是我们现在所知的创伤后应激障碍。

巴顿并非当时唯一一位在领导力方面享有巨大声誉的指挥官。在非洲和欧洲战场上，巴顿的同事奥马尔·布拉德利（Omar Bradley）将军也被认为是一位杰出的军事领导人，原因却与巴顿完全不同。布拉德利并没有巴顿那些类似于愤怒拳击手一样的举止。他朴实无华、虚怀若谷、战术高明，同时对他的部队有着强烈的奉献精神。他还有一个绰号叫"大兵将军"。在布拉德利的领导力著作中，你可以看到他点点滴滴的人性光辉：

> 在了解自己的部下之前，任何指挥官都不可能成为战略家。同情心远非指挥的障碍，而是指挥能力的衡量标准。这是因为，指挥官应该重视士兵的生命，并为他们的苦难而感到折磨，否则，他就不适合指挥军队。

---

① 1 盎司 ≈ 28.41 毫升。1 加仑 ≈ 3.785 升。——编者注

多年的学术研究让研究人员对这些人产生了更微妙的看法。如你所料，他们并不总是名副其实。然而，他们在领导风格上的鲜明差异却是货真价实的存在。如果一支军队能同时拥有巴顿和布拉德利所代表的两种领导能力，那这在任何战争中都是非常宝贵的财富。当然，二者的"易燃性"需要得到控制。这两种性格都是声望－支配理论的象征。

领导力的定义

如果想让这种领导力理论有意义，我们也许首先应该给"领导力"这个词下个定义。即使研究领域宽泛到连 20 世纪的将军们鲜明的行为差异都囊括其中，研究人员对领导力结构的看法也仍然简单得像肥皂一样。

社会学家发现，当人们聚在一起时，他们往往会以非常特别、完全可衡量的方式进行自我组织。这种自我组织包括建立一个不对称的权力结构，这表现为一种为人熟知的二元组织结构：领导者和追随者。这种组织倾向十分稳定，我们甚至可以将其追溯到石器时代。这让人想起了德鲁克对领导力的简单定义。

其他的领导模式也是存在的，例如，模糊了领导者和追随者之间界限的扁平化领导模式，但这些都是历史上的例外而不是常态。从古代法老到欧洲皇室，领导者为男性的二元组织结构几乎一直占据上风。这种二元组织结构模式提供了一个便利但有时又令人沮丧的框架。利用这一框架，研究人员不仅可以探索领导力的定义，还可以进一步探索研究领导力的方法，特别是当人们以一种非常特殊的方式定义领导力的时候。

非专业人士对领导力的定义是，领导力是一种能力，能够劝说他人为自己完成想做的事情的能力。而学界的定义虽然字数多了一点儿，但结论是相同的：

对集体行动和团队决策有着不成比例的影响……其中一个人（领导者）发起一个行动，一个或多个人（追随者）从事与领导者发起的行动匹配或一致的行为的一种现象。

将这两个定义联系在一起的共同事物是社会互动。这是有偶然性的。正如我们所注意到的，脑科学家一直在测量社会互动。这意味着，至少在理论上，对于我们应该如何领导他人这一问题，脑科学可以帮助我们找到答案。但这是真的吗？声望－支配理论的倡导者认为当然是。

声望－支配理论

声望－支配理论将领导力描述为一个行为连续体。支配型领导者主要通过粗暴的力量来行使权力。他们通过自己的统治地位和意志力进行领导，将自己的议程强加给追随者，通常不会在意追随者的感受。而连续体的另一端，即声望型领导者，由以另一种方式行使其权威的领导者所组成。他们不崇尚肌肉和暴力，而是会综合运用智慧、明智的沟通能力和对下属真切的关心来实施领导。两种领导力的差别就像前臂和前额的差别那么大。这一观点出自一篇题为《领导和等级制度的双重模型：综合达尔文主义》（*A Dual Model of Leadership and Hierarchy: Evolutionary Synthesis*）的文章。这也是声望－支配理论经常被称为双重模型的原因。

那么，是否有一种由肌肉和大脑组成的神奇混合体，能让这一双重模型的理论预测在商业环境中发挥最佳效果呢？答案是：这种混合体是很有可能存在的。为了理解这种基于经验的明确性，我们需要深入研究这一行为连续体的两端。碰巧的是，这两端在一部圣诞题材的电影中得到了很好的阐明。

电影《一个圣诞故事》（*A Christmas Story*）是一部让人看完后内心就像烤饼干一样甜蜜的电影，也是我家过圣诞节时必看的电影。我们可以从这部电影，尤其是以下两个场景中了解很多关于双重模型的内容。

第一个场景是关于欺凌的。有一个调皮的孩子，名叫斯库特·法库斯（Scut Farkus）。法库斯比其他孩子都要高，有很强壮的身体，长着一口黄牙，戴着一顶浣熊皮帽，笑起来很可怕，像机枪一样。他惯用的欺凌方式是伏击。放学后，他会躺在小巷里等着。目标出现后，他和他的小弟就扑上去，毫无理由地对目标进行体罚。他的酷刑通常包括将受害者的手臂放在背后，然后向上推，直到受害者喊他"叔叔"。法库斯的领导力建立在身体力量的基础之上，奖励和惩罚都来自身体上的威胁，无论是对盟友，还是对敌人都如此。

你可能已经猜到，法库斯喜欢在领导力游泳池中叫作支配的那一端畅游。

支配型领导风格

在游泳池支配这一端的人显然是从不对称的力量分布中获得权力的。这种力量可以是身体上的，例如法库斯压倒弱小男孩的能力。这种力量也可以是双方共同促成的，即强迫谄媚者为领导者效劳的能力。这种风格主要是通过胁迫实施领导，利用愤怒、恐惧和痛苦的混合情绪来维持控制。支配型领导风格通常也与忠诚度相关，通过奖励表现最忠诚的下属来加强控制。这些奖励可能是有效果的，例如公开表示赞同和尊重，以及提供更多的物质奖励（如加薪、升职）。但是，支配型领导者构建的是一个冰冷的、二元的世界。在行使支配型领导风格的团队中，富人和穷人之间有一条鲜明的界线。这条线通常是由领导者酌情划定的。在支配型团队中，大多数人不会成为真正的朋友，他们只是盟友。而大多数人也不是简单的对手，而是敌人。

支配型领导者往往也会因不加自我约束而让下属生活得很痛苦。但支配型风格的存在是有原因的。这些领导者可以迅速调动资源，当决策需要出自本能的、不容置喙的反应时，支配型领导风格就特别有价值。这种风格在紧急情况下非常管用，比如击退敌人、处理突发事件，或者处理集团内部冲突，特别是当这些冲突对中央权力构成直接威胁时。

约瑟夫·斯大林（Joseph Stalin）就是这样一位领导者，他对支配性策略的使用显示了这种领导风格极端的一面。出于对权力的渴望，他调动了苏联的工业力量，使纳粹德国大肆劫掠的军队望而却步。然而，同样的欲望在战前和战后都导致了数百万无辜者的死亡。

研究表明，支配型风格的惩罚行为不利于长期生产力的保持，尤其是当支配型领导者面对的是具有创新性质的任务时，也就是创造力那一章提到的相关任务。为了了解还存在哪些替代方案，我们必须游到双重模型游泳池的另一边，标有"声望"的标牌下。为了解释这种风格，我们接下来讲述电影《一个圣诞故事》里的第二个例子。

声望型领导风格

电影《一个圣诞故事》中有这样一幕晚餐场景：主角的弟弟兰迪——一个最多五六岁的孩子，正在餐桌前闹脾气，拒绝吃肉饼、土豆泥和肉汁。

"好极了，"爸爸咆哮着，他内心的支配欲瞬间爆发，"我会让他吃的。我的螺丝刀和水管修理工具在哪里？我要撬开他的嘴，把食物塞进去！"

妈妈迅速介入，她温柔地问兰迪："小猪是什么样的？"兰迪突然眼睛一亮，像猪一样用鼻子哼了一声，然后大笑起来。"这就对了！"妈妈说，感觉找到了一个突破口。"叮当，叮当！现在让妈妈看看小猪是怎么吃东西的，"妈妈指着兰迪盘子里未吃完的食物说，"这是你的食槽。好孩子，让妈妈看看小猪是怎么吃东西的！"

兰迪立即开始"攻克"他的食物，他脸朝下一头扎进他的盘子里，他没有用手，还像猪一样叫着。当土豆和肉汁涂满兰迪的脸时，妈妈爆发出一阵大笑。"妈妈的小猪仔！"当兰迪吃完他的晚餐时，妈妈笑了。任务就这样完成了。

这个令人愉快的场景是一个很好的例子，它直接将支配型领导者与声望型领导者的行事风格做了对比。使用支配型领导方式的人依靠不对称的力量来实现他们的目标，而使用声望型领导方式的人依靠不对称的洞察力来实现目标。妈妈知道如何才能让她的小儿子吃东西，她运用了这些知识，而且不会去动用螺丝刀。有人称之为智慧。

声望型领导者拥有必要的技能和知识，可以用来了解追随者的个人关系生态。为了激励追随者，声望型领导者会确定什么能让追随者心动，然后利用这种洞见来达成目标。支配型领导者往往缺乏这种技巧。而声望型领导者似乎本能地意识到，恐惧、愤怒和蛮力最好作为最后手段。如果你怀疑声望型领导者受到了亲社会的心理推测能力的熏陶，那就对了。

声望型领导者除了有较强的心理推测能力，还有其他行为特征。他们愿意与他们所照顾的追随者分享资源。他们对追随者的成就感兴趣，仿佛那就是他们自己的成就一样。声望型领导者的激励机制是积极的，而支配型领导者的激励机制主要是消极的。支配型领导者倾向于发号施令，而声望型领导者倾向于感化他人。

支配、声望，孰优孰劣

将上述智慧与慷慨结合起来并落到实处的领导者，通常会获得强大的正面声誉。他们积累的声望吸引着人们过来，就像火吸引飞蛾一样。事实上，声望型领导者通常无须召集追随者，因为人们会主动跟随他们。

声望型领导者吸引追随者的主要因素是关系上的安全性。毕竟，知道自己能被理解、知道自己努力工作会得到回报，是一件很棒的事。声望型领导者能产生强大的人际引力，他们与追随者之间的关系甚至会变为私交。人们喜欢声望型领导者，想围着他们转，可能还想效仿他们。在许多情况下，这些领导者被认为是有魅力的。

但这并不是说人们不会被支配型领导者吸引。

当生活变得复杂、模棱两可或具有威胁性时，领导者果断决策的能力会让追随者感到新鲜。当领导者的个人力量产生真正的效果时，人们自然会对这种力量表示感激。与有洞察力、有同情心的人在一起可能会很愉快，但洞察力、同情心是人们在激烈的战斗中最不需要的人格特质。

总而言之，我们有两套领导风格：一套依赖拳头，另一套依赖名声。那么，从科学上来看，哪一种是最好的呢？

科学的回答是，这是一个错误的问题。最有效的领导者会同时拥有这两种管理工具。他们清楚什么时候拿出其中一种，什么时候拿出另外一种。

然而研究也表明，一般而言，一种风格存在的必要性远远大于另一种。具体来说，商业冲突发生时，人们可能需要领导者把内心里的巴顿将军释放出来。但研究表明，这种商业冲突并不经常发生。这意味着对支配型领导风格的需求是相对较少的。高管和经理面临更多的是平凡的日常决策，而这些决策也更为重要。它们需要领导者每天都用上多种递增型的智慧，其累积效应会推动公司不断前进。这种有声望的智慧不需要重拳出击，相反，它们需要的是一双灵巧的手。

与欺压别人叫自己"叔叔"相比，"让妈妈看看小猪是怎么吃东西的"，通常都是更好的首选策略。

最好的老板是什么样的

当然，双重模型中的领导力连续体概念并非唯一可行的管理学思想。例如，一些研究人员将领导力归纳为另一种概念——个人化权力，即源于个人自身能力的权力。它与职位性权力形成鲜明对比，职位性权力的影响力单纯来自权威的地位。

其他模型大多数也或多或少地参考或直接纳入了与双重模型相同的声望、支配相关行为要素，并予以平衡。这样的一致性激活了我作为一个科学家的蜘蛛感应[①]。

来看一下詹姆斯·曾格（James Zenger）所做的研究，他的团队询问了6万名员工："是什么让一个老板变成了一个伟大的领导者？"

曾格特别仔细地研究了两个特征：对结果的注重程度和社交技能。注重结果的老板实现了他们所设定的目标，按时完成了他们想要完成的任务，确保了他们所承诺提供的商品和服务的质量。而拥有良好社交技能的老板可以通畅地与他们的员工沟通，并产生共鸣。

这两个特征必须同时发挥作用，才能使老板取得好成绩。如果老板拥有注重结果的本能，社交技能却像电脑里的电子表格一样僵硬呆板，那么只有14%的受访者认为他是英雄。如果老板拥有仁慈的、圣人般的社交技巧，却不能让团队保持专注和生产力，那么只有12%的人认为他是杰出的领导者。然而，当这两种特征同时存在于一个人身上时，情况就完全改变了。根据曾格的说法，如果老板是以结果为导向的，并且拥有特蕾莎修女的性格，那么高达72%的受访者认为他们正由一个伟大的领导者所带领。

[①] 蜘蛛感应（spidey-senses）是《蜘蛛侠》中主角蜘蛛侠的超能力之一，仿照蜘蛛结网后蛛网受到外界碰撞产生的振动，让蜘蛛侠提前感应到危险，此处指作者对这一现象有本能的觉察能力。——编者注

实现目标的动力和令员工接受目标的冷静头脑，这种组合听起来与声望－支配模型有几分相似。

商业作家格雷格·麦基翁（Greg McKeown）在完全相反的方向上寻找答案时，遇到了同样的情形。他想知道员工的哪些行为与一个糟糕的管理者有关。

在采访了 1 000 名来自美国顶级公司的员工后，麦基翁发现了一个二元结果。大约一半的人说，最糟糕的老板是控制欲太强、太独裁、经常对员工的日常工作生活进行微观管理的老板。这些老板被称为"过度管理者"。

另一半人的说法却正好相反：最差的老板参与度不够，问责能力差，而且几乎不给反馈。大多数这样的老板为人"足够好"，但他们的好更多是为了避免冲突，而不是为了有效管理。这些老板被称为"缺乏管理者"。

那么最好的老板是什么样的？他们采取了中间路线，这意味着他们的工具箱里有两种行为工具，并且他们知道何时使用它们。无论你去哪里，你都很容易遇到这两种双胞胎般的领导力概念。

我仍然能感觉到我的蜘蛛感应在报警。

刻在基因里的领导力模型

鉴于双重模型一直在其他的管理理论中客串，那么它是否指向了人类与生俱来的特质呢？自发组织为一个声望－支配连续体的习惯是否早已刻在了我们的基因里呢？

答案是"没有人真的知道"。然而，一些令人好奇的线索表明，某些社会倾向并不完全源于社会力量的影响。例如，你可以发现在生命的早期，即婴儿期，个体对社会力量反应的一致性。婴儿似乎被赋予了关于人类应该如何互动的行为模板，这些模板在 21 个月大的孩子身上就已经可以观测到，而它们似乎是由声望和支配期望构成的。一位研究人员说：

> 幼儿已经具备针对每种领导类型的认知模板……追随者和外部观察者（即使他们是婴儿）很容易区分出声望型领导及支配型领导，并且在不同类型的领导下，他们会表现不同的行为偏好。

我们是怎么知道的呢？了解研究人员测量幼儿认知的机制可能会对我们有所启发。长期以来，幼儿和成人一样，如果发现有什么不同就会花更长的时间去注视不同之处。假设一个幼儿睡在一个有两扇窗户的房间里，每扇窗户外面都有一棵树。如果把某扇窗户外的树移开，而另一扇窗户外的树保持不变，那么幼儿就会花更长时间、更聚精会神地盯着没有树的那扇窗户。凝视时间，是测试幼儿注意力的一个可靠指标。

在一个著名的社会权力实验中，21 个月大的幼儿观看了一段有剧本的演出，剧中的成年领导者以特定方式与追随者互动。一位领导者在与下属合作时表现出声望型的行为，就像电影《一个圣诞故事》中的妈妈那样。而另一位领导者表现出了更多支配型、独裁型的行为，就像前述电影中的法库斯。令人惊讶的是，幼儿可以分辨出其中的差别。幼儿会期望下属根据他所感知的领导风格做出特定的反应。

研究人员接下来让幼儿观察了一种特定的互动行为，即领导者向追随者发出命令，然后领导者离开房间。通过使用复杂版本的凝视测量法，研究人员能够确定幼儿期望追随者接下来做什么。如果领导者表现出声望型行为，幼儿就会期望追随者执行命令，即使领导者不在现场。但是，如果领导者表现出支配型行为，幼儿就会期望追随者只有在领导者亲自在场时才去执行命令，而当领导者不在时就出现不服从的情况。早期幼儿的大脑似乎已经拥有了这样的认知："当猫离开时，老鼠会玩耍。"

研究人员因此得出结论，幼儿参考了一个与生俱来的、嵌入式的社会模板，并成功预测了人们对特定类型领导模式的行为反应。

这个实验并非孤例，实际上，很多数据和实验表明幼儿拥有关于人类如何互动的认知模型，而且他们倾向于遵循双重模型的规则。是的，这就是管理理论的儿童版。

童年对成年的领导力影响

这些认知模板究竟是如何出现的呢？如前所述，没有人知道。顺便提一下，请随意引用我们在本书前言中关于先天和后天的讨论。有可能我们生来就有这些认知模板，也有可能不是。我们只知道这些模板在学步儿童长出白齿的年龄就已经能够观测到。

也有研究人员在儿童结束学龄前期、进入学生时代时研究了这些模板，他们同样发现了双重模型存在的证据，以及双重模型对学龄期儿童社交活动的影响。诚然，班级中最知名的学生往往是领导者。但班上最受欢迎的是另外一种孩子，他们表现出了双重模型的两种风格，并且完全有能力在两种风格之间切换。

可叹的是，这项研究还表明，在惩罚性专制环境中长大的孩子无法在两种风格之间自由转换。他们会变得具有社会攻击性，表现出所谓的外化行为。"外化行为"实际上是"欺凌"一词的委婉说法。这些孩子长大后会更喜欢专制的领导者。他们如果自己成为领导者，那么也会倾向于采纳专制型的领导风格。

高管们最终选择哪种领导力模板，对他们周围的人际关系有着明显的影响，而这种影响会波及家庭和工作。但确切地说，这种影响的后果是什么呢？究竟这些风格是怎样影响商业环境的呢？我们可以做些什么来保持行为风格的平衡，从而远离欺凌，让一切变得高效呢？

我们将使用医学院和商学院里通用的教学手段来探讨这些问题：一个历史案例。我选取的案例是安然公司短暂而又著名的历史。安然公司位于得克萨斯州休斯敦市，该公司令人惊叹的崛起和令人痛心的衰落都可归因于两位首席执行官截然不同的领导风格，他们就是理查德·金德（Richard Kinder）和杰弗里·斯基林（Jeffrey Skilling）。这是一个丑恶的故事，但极具启发性。这个故事向我们展示了声望型领导与支配型领导的优势和劣势，以及这些优势和劣势产生的后果。

让我们先了解一些简单的背景知识：安然是一家能源公司，于 1985 年由北方内陆天然气公司和休斯敦天然气公司合并而来。金德在这家年轻公司成长的过程中获邀担任总裁和首席运营官。

安然的崛起

金德这个名字很不错，kinder 在英文中还有更善良的意思。金德在优先考虑员工的福利方面表现出非凡的才能，他甚至对员工的个人情况像对自己的事那么上心。所有的报告都显示，对于员工，他从来没有过控制，有的只是关心，他的行为促进了一位观察者所说的"家庭般的工作氛围"的形成。他显然接受过曾格所描述的特蕾莎修女般的教育。他的行为包含了声望型领导风格中的重要元素。

但这并非金德管理工具箱中唯一的工具。他意识到工作场所的同事和家庭成员之间存在差异，比如，你可以解雇同事，但你不能解除你兄弟与你的亲属关系，这一点让他的管理风格除和善之外也有坚定的原则。他在全公司范围内推行一种旨在实现目标、按期完成任务、提供优质服务的职业道德。他利用惊人的记忆力持续关注不断增长的公司中每个部门的表现。他始终坚持透明原则：如果发现有什么问题，他会非常主动地向高管们提出，而且，他要求下级经理对下属也采取同样的做法。他的这一习惯为他赢得了"纪律医生"的称号。

然而，即使在这种注重结果的行为中，他的社交技能也在闪闪发光。经典的声望型领导会引领企业蓬勃发展。金德对秘密的无法容忍成为一种美德，为公司注入了最罕见的特征组合——自愿信任和诚实负责。

安然公司的盈利数据也表明，金德的领导风格是卓有成效的。安然公司利润最丰厚的那几年正是处于金德的领导之下。那几年，安然公司的收入从53 亿美元飙升至 134 亿美元，利润从 2 亿美元飙升至 5.84 亿美元。

令人费解的是，即使有这么可观的盈利，金德还是被替换了。董事会在 1996 年强迫金德离开。许多文章、图书和纪录片记录了这一转折性事件，不仅仅因为金德离开得突然，还因为这一事件的悲惨后果。在金德替代者的驾驶下，安然公司这个蓬勃发展的企业巨轮撞向了冰山，并于 2001 年沉没。

这位"船长"正是斯基林，他是一个从支配型领导阵营走出来的领导者。有一个消息来源表明，他对公司的影响实际上是达尔文主义式的。他认为，公司最好以适者生存的方式经营。

基于这一观点，斯基林立即建立了一个名为"同行评议"的员工评价系统。这个系统将所有员工按 1 到 5 的等级进行排名，1 是最好的，5 是最差的——无论员工的能力如何。

这还没完，评价系统附带了一份公开羞辱式的规定。所有的绩效评估都张贴在公司的网站上，并且附有被评估人的照片。更糟糕的是，评价系统还包括一个"职业死刑判决"，评价为 5 分的员工可能会被直接解雇，或者被要求两周内在公司内部找到其他职位。如果他们没有成功转岗，即使他们真的很优秀也会被请出门。

在斯基林的掌舵下，任人唯贤的做法是娘娘腔的表现。

安然的崩塌

正如你可以想象到的，由于缺乏对工作的安全感，员工们开始神经紧张。这在安然公司内部撕开了一个缺口。员工们开始不把同事当同事，而是当作竞争对手。同事之间在背后捅刀子的情况成为常态。经理们将评价系统武器化，将积极的评级作为对个人忠诚的奖励，而不是对个人工作效率的真实评估。

这甚至影响了安然公司对待客户的态度。加州森林大火致使当地电网关闭，这给了安然公司一个抬高能源价格的机会。一位高管因此庆祝加州森林大火，结果被偷偷录下了视频。"燃烧吧，宝贝，燃烧吧！这真是件美好的事情。"那位高管这样说道。

再加上斯基林喜欢冒着高风险行事，安然公司这艘大船逐渐开始进水，主要是由于债务问题。高管们起初试图掩盖问题，欺骗监管机构，但最终事情还是败露了。安然公司于 2001 年宣布破产，包括斯基林在内的几位高管都进了监狱，安然就此跌落。安然公司的单股股价最高时为 90.75 美元，而在破产时仅为 26 美分。

领导风格会影响事情发展结果。安然公司并没有解雇整个组织，只是更换了负责人，但仅仅是这一举动，就使得一切都变得不同。

下周一前先了解

虽然你所在的公司可能没有安然公司那样极端的领导力问题，但也许你在你的领导者身上看到了类似让人感到不适和沮丧的倾向。也许你是一位高管或经理，你表现出了更多的支配型领导行为，比你愿意承认的还要多。在本章的最后几节里，我们将讨论如何避免像斯基林一样的领导者通常会犯的一些错误。因此，我们提前了解一下"下周一　立马行动"这一环节的相关内容。这部分会包括相当多的写作练习。

我从一个基本的错误开始阐述，那就是斯基林、安然董事会及其高管们在达尔文式行为上犯下的错误。斯基林只吸收了达尔文理论的一部分，即社会自私，却完全忽略了社会无私，即以他人的成功为乐。科学家们仍在争论，进化的主要驱动力到底是竞争还是合作，或者是两者的混合物。那些只接受达尔文主义中社会自私部分的高管，可能会对其他人产生破坏性的影响。

你可能会对我接下来的话感到奇怪，正是安然公司那以自我为中心的、灾难性的价值体系告诉了我们下周一起该如何行动：想办法持续降低以自我为中心的程度。具体怎么做呢？脑科学给了我们很大的启示。我们来看一下两项研究。第一项研究探讨了是什么让人们远离临床意义上的抑郁症。第二项研究试图了解是什么让人们真正地感到快乐。二者都通向一个让人完全意想不到的地方——对人类感恩的正式研究。

感恩分两种

研究人员通常将感恩描述为两种认识的结合，其中一种是容易实现的，另一种是难以实现的，它们的结合产生了一种积极的情绪。容易实现的认识是承认有好事发生了，而难以实现的认识是发现美好的事物来源于自身之外。

如果你能达到第二种认识，一种由满足感组成的情绪就会向你袭来，科学家们通常将这种情绪描述为温暖。例如，你意识到你的足球队刚刚赢得了比赛，但踢出制胜球的是你的队友而不是你。如果你还能为这个结果感到高兴，并且欣赏你队友的努力，那么温暖的感觉就会随之而来。

　　在第二个认识（美好的源头在自身之外）周围画一个圈，这就是推动你如何学会减少以自我为中心行为的一个开端。接着再在随之而来的积极情绪周围画一个圈，这是你的大脑给予你的奖赏，奖励你认识到自己不是世界的中心。

　　研究表明，如果你能说服别人不要自我参照，而是让他们心存感恩，那么你们之间积极关系的红利就会开始累积，而红利之一正是让你可能成为一个非常有成效的领导者。

　　这种有趣的联系最初是在对精神疾病的研究过程中发现的。对接受临床抑郁症治疗的患者来说，感恩是一种力量的倍增剂。感恩有助于解开他们大脑中的结，减少抑郁症发作的时间，降低抑郁症发作的频率。

　　研究人员还发现，感恩对健康的人也有非凡的好处，这些好处直接影响其领导能力。例如，感恩增强了人们感同身受的能力，同时减少了人们的嫉妒、怨恨和攻击性行为。此外，当人们对感知到的敌人做出反应时，感恩能显著降低人们的报复欲。

　　懂得感恩的人也获得了一种先进的能力，他们可以结交到朋友并维持友谊。这让人联想到那句老话：如果你想交朋友，首先要表现得像一个朋友。心存感恩的人会更多地关注他人，这又是一种社会无私的表现。而且，心存感恩的人在日常社会交往中会对他人更体贴周到。不断感受到感恩之情的人会激发别人维系社会关系的意愿，也会加固人与人之间高质量、长期性的社会纽带。

　　感恩也会影响人们处理压力的方式。始终如一地心怀感恩不仅可以缓解生活压力，还可以让人们在坏事发生时更能抵抗压力。在患有创伤后应激障碍的士兵身上，我们可以发现：与没有感恩之心的人相比，通过精心培养而具有习惯性感恩思想的人从战争创伤中恢复得更快。

感恩的神经生物学

我曾在星巴克的"免下车"通道感受过感恩的力量，我打赌你也有过那种别人帮你预付的体验：在你前面的人为你和他们自己的饮料付钱，而轮到你付钱时你才发现。温暖和感激之情总是在那一刻涌上我的心头，而我总是选择把善意传递给下一个人。

这些感受有一个坚实的神经基础。当我们体验到感恩之情时，大脑中至少有三个神经元网络参与其中，它们位于不同脑区。

第一个网络包含一种你可能以前听说过的神经递质——5-羟色胺，它常见的名字是血清素。5-羟色胺与一个你可能从未听说过的脑区有关，那就是前扣带皮质。5-羟色胺就像一把生化瑞士军刀，它最大的作用是促进满足感的产生和稳定人的情绪。事实上，患有抑郁症的人经常有5-羟色胺调节方面的问题。当你涌现出感恩之情时，前扣带皮质会释放出5-羟色胺。有趣的是，5-羟色胺也参与决策，协助你评估甚至预测某一特定行动的结果。

第二个网络包含另一种你可能很熟悉的神经递质——多巴胺。多巴胺是大脑中让人感觉良好的典型化学物质，它直接参与产生愉快感和奖赏感的过程。当感恩之情涌上心头时，你脑干附近的区域就会喷出一些化学物质，其剂量虽不多却足以让人感到非常愉快。这些化学物质就是多巴胺。这是你在感恩时会有愉快感的原因之一。

因此，感恩之情是与大脑武器库中两种最强大的、使人感觉良好的神经递质结合在一起的。你会变得更加满足，然后因为更加满足而得到奖励。这里有一个令人愉快的回旋镖效应：通过关注其他人的幸福，而不是关注自己的幸福，你最终会得到自己的幸福回报。难怪感恩会对人类经验产生如此深刻的影响。

最后一个参与调节感恩之情的网络可能是最有趣的，并且名字最绕口，即顶内沟和额下回。顶内沟位于你耳朵上方的一个区域，额下回则位于你耳朵前面的一个区域。两者的组合可以帮助你完成心算。这两个区域参与量化你的日常世界，负责计量。为什么当你产生感恩之情时，这两个脑区都会被启用呢？没有人知道原因。有可能是因为你把它们当作资产负债表，用来在头脑中记录下你欠别人的东西和别人欠你的东西；也可能是因为研究人员衡量感恩之情的方式造成了这一情况。许多感恩实验会有这样一个环节：研究人员在对被试的大脑进行扫描成像的同时，让被试意外地从某人那里获得奖励，通常是金钱性质的奖励。

研究结果显示，感恩具有让人摆脱以自我为中心的惊人力量。其好处从形成积极的关系到抗压能力，听起来几乎就像来自一本关于如何培养声望型领导的手册。

通过写作学会感恩

那么，怎样才能创造持续的感恩之情呢？感恩一次是一回事，持续的感恩则是另外一回事。经过有限几次的感恩实践后，虽然正如我们马上就会看到的，研究人员能够测量到感恩带来的稳定得惊人的益处，但是感恩的习惯必须在大脑中签署长期租约，才能发挥持久的效果。因此，培养一种持久的、出自本能的"感恩态度"是关键。

为达到这一目的的实践练习已经在现实世界中得到了检验。它们确实有效，但在其效果变得可测量之前，你必须坚持很长时间。令人惊讶的是，有许多练习与写作有关。

第一个写作练习是创建一个感恩日志。你每天都要查看这个日志，就像你每天写日记一样。感恩日志的内容可以是你当天遇到并真正感激的人物、事件或情况的清单。你可以只写一条，也可以写下所有你想写的条目。心理学家马丁·塞利格曼（Martin Seligman）[1]建议写三条。如果你还在日志中解释了为什么这个人、这件事或这个情况对你有意义，那么你的写作练习将变得更有效果。例如，如果一个竞争对手真诚友好地与你握手，你可以这样写："这对我意义重大，因为我曾经以为我们彼此是敌人。"

第二个写作练习是养成条件反射般写感谢信的习惯。你可以用枯树枝和墨水，也可以用手机短信来完成感谢信，还可以在你的头脑中写下感谢信。当有人为你做了一件好事时，就算不能发出感谢消息或写下感谢信，你也要在头脑中感谢他们。

第三个写作练习是养成写感谢信的长期习惯。养成写感谢信的习惯，并心怀感恩地阅读它们。想一想对你有意义的人，给他们写一封信，以 300 字为宜，描述他们对你生活的影响，然后拜访他们，如果可能的话，当面大声朗读这封信。如果这件事你做得不错的话，你还应该带一块手帕，以备他们感动落泪。

请注意，在任何情况下，我都建议将这些行为以有形的实体呈现。你可以把它们拿在手里，用眼睛看，用嘴巴读。采取这种做法是有原因的，人们在与以自我为中心做斗争时总会感受到阻力。要在这一点上取得成功，就必须进行大量学习。而巩固这种学习最有效的方法之一是将认知与运动技能结合起来，这需要多种感官参与，我们将在后面予以讨论。现在的目标是立即开始，并且三个月后，我们仍然要继续做下去。

写作的一个重要结果是，它创造了一个有形的纸质痕迹。每当你想要放弃、感到气馁或对努力让自己变得更好感到厌倦时，就可以回顾你曾经付出

---

① 马丁·塞利格曼是积极心理学创建人，被誉为"积极心理学之父"，还是国际积极心理协会终身荣誉主席、美国心理协会前主席、美国心理协会终身成就奖获得者，曾荣获美国心理协会两项大奖——威廉姆斯奖和詹姆斯·卡特尔奖。著有《真实的幸福》《活出最乐观的自己》《认识自己，接纳自己》《塞利格曼自传》等，上述四本书的中文简体字版均已由湛庐出品、浙江教育出版社出版。——编者注

过的努力，并记录你的进步。因此，写作的功能就像语言上的环氧树脂，有助于巩固经验。

感恩在商业领域的意义

感恩可以促使我们放弃以自我为中心的倾向，相关研究已经持续了几十年，这些研究囊括了商业人士最感兴趣的主题。

经常向下属表达感恩之情的领导者会让下属的生产力提高，例如，一项研究对参与"校友筹款"项目的员工进行了调查。结果表明，如果经理经常对下属表示感谢，相对于经理不会对下属表示任何感谢的对照组，员工给潜在捐赠者打电话的次数增加了50%。

这种生产力的变化很常见，我们可能知道其中的原因。经常表达感恩之情的领导者会让下属产生得到重视的感觉。这些感觉带来的效果会像滚雪球一样不断地增大：员工感受到激励，就会把工作做到最好，从而产生更高的工作满意度。而这种满意度正是使员工流失率保持在较低水平的神奇灵药。

感恩也会对经常表达感恩的人产生积极的影响，特别是对他们的心理健康大有好处。令人惊讶的是，一点点感恩的效果都可以维持很久。即使有形的活动停止了，例如写作练习停止了，12周以后，感恩也仍然对心理健康有好处。

那么，这些练习是如何影响领导力的呢？感恩的影响就像破冰船一样，冲破你的自私自利，为别人开辟一条可以前进的道路。这对企业来说是很好的，因为提高生产力最便捷的方式就是沿着一条清晰的、受欢迎的、没有障碍的道路前进。在我看来，人们之所以最终跟随一个人，并不会因为他们必须那样做，而是因为他们想要那样做，这正是声望型领导的特质之一。

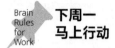

因此，下周一该做什么就一目了然了。

向安然公司和第二次世界大战时期的将军们学习：在你的领导风格中找到声望和支配的正确组合，将支配行为限制在最低限度，非必要不使用。

也许你会发现你的领导行为充满了太多的支配行为。重新平衡声望和支配的最好方法是直接面对以自我为中心这一问题。

你可以通过练习感恩来面对它。练习时，你可以使用本章列出的任何一种技巧。通过练习，你可以让自己远离以自我为中心。

你可以从那些发现这点很容易做到的杰出科学家着手，吸取并利用他们的研究经验。

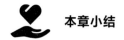 **本章小结**

领导力

▼领导者可以根据声望－支配理论模型进行提高领导力的练习，领导者可以在一个灵活的尺度上混合运用力量和武力（支配型），以及洞察力和同情心（声望型）。

▼最有影响力的领导者同时具备支配和声望两种能力，并且知道何时使用它们。在大多数日常工作中选择声望型管理模式，而在零星的冲突、紧急情况或需要高效、简明决策的情况下采取支配型行为。

▼将支配型领导行为保持在最低的限度。太多的支配行为会给员工带来恐惧，并且往往会营造出一种糟糕的工作环境。

▼努力做到感恩，尤其是对他人。当领导者有感恩之心时，下属的工作效率会更高。

▼有计划地去感恩，写下你想要感谢的事情，并坚持一段时间，这可以提高你的共情能力。

Brain
Rules for Work

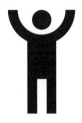

06

大脑容易追求自我利益

当新任管理者手中第一次握有权力时，共情能力都会下降，而他们自己甚至意识不到这一点。所以，需要有人跟他们谈一谈，让他们不落入权力的陷阱。

权力对人的影响是有趣的，也许还可以这样说，权力揭示了人的有趣之处。

我们以 20 世纪 70 年代乌干达的独裁者伊迪·阿明（Idi Amin）为例。他的独裁统治因腐败、反常和残暴而臭名昭著。他有一个绰号——乌干达的屠夫。阿明不但杀人如麻（他一共杀了几十万人），性欲极强（他娶了 6 个妻子，可能生了 54 个孩子），而且在行为上有些可笑的怪癖，《周六夜现场》（*Saturday Night Live*）因此讽刺了他不下 4 次。他为自己创造了以下官方头衔，每当他出席活动时都会被宣读：

> 阁下，终身总统，陆军元帅伊迪·阿明·达达博士，维多利亚十字勋章获得者，杰出服务勋章获得者，大英帝国司令勋章获得者，地面上所有野兽和海洋中所有鱼类的主宰，大英帝国在非洲的征服者，特别是乌干达的征服者。

此外，他还声称自己是苏格兰的国王。

从《李尔王》（*King Lear*）到《公民凯恩》（*Citizen Kane*）等虚构故事，再到最近的电视剧《办公室》（*The Office*）等轻松诙谐的作品，其中常常可见权力对人们的影响。在《办公室》中，雷恩·威尔逊（Rainn Wilson）扮演的角色德怀特·施鲁特（Dwight Schrute）是一个渴望权力的行政人员。在名为《政变》的一集中，施鲁特自称区域经理助理，并预谋夺取实际的区域经理迈克尔的位置。施鲁特与他的办公室恋人安杰拉一起密谋，但迈克尔发现了他们的夺权计划，并决定将计就计。迈克尔告诉施鲁特他马上要辞职了，并且会把职权交给他。施鲁特很快就做了一堆乱七八糟的事情，他计划解雇身边的员工，并与一个同事密谋未来的管理权限。人们自然感到很震惊。迈克尔随即揭穿了施鲁特的诡计，并解除了他的职位。很明显，这些倾向一直存在于施鲁特身上，当他获得权力时，他本来的面目就暴露了出来。如果有足够的时间，权力甚至可能会改变他。

虽然阿明和施鲁特的故事是两个完全不同的叙述类型，阿明的故事是真实发生过的，施鲁特的故事是虚构的，但是两人有些共同点。他们都对自己和自己的权力极为关注，并倾向于忽视他们所领导的人的福利，以及拥有与权力混杂的性欲。他们的故事象征着几乎任何人在获得权力后都可能会陷入的脆弱境地。

我们如何解释这些不良行为呢？为什么有些领导者会顺势而为，另外一些领导者则称王称霸？是什么让权力把人变成了怪物？或者更准确地说，是什么让权力暴露了他们身上一直潜在的怪物？如果我们获得了权力，我们又能做些什么来防止权力腐蚀我们的头脑呢？

我们需要先定义几个术语再来讨论这些问题。首先我们来定义"权力"这个词。我们使用的定义来自达切尔·凯尔特纳（Dacher Keltner），他是一位心理学家，多年来一直在研究权力给人们带来的影响。该定义为：

在心理学中，权力被定义为一个人通过提供或扣留诸如食物、金钱、知识和感情等资源，或者实施诸如伤害身体、终止工作或社交排斥等惩罚，来改变另一个人的境况或精神状态的能力。

请注意，这个定义不仅描述了身体控制的能力，也描述了认知控制的能力。一些领导者希望控制人们拥有的物质，另一些领导者则希望控制人们的精神和想法。这就是为什么这一涵盖身体和灵魂的定义如此重要。

但是，在对控制力的神经科学探索中，我们不会只使用主观的定义。研究人员还设计了一些定量的方法来研究权力。在商学院中，人们经常使用的一种方法与一个叫作社会权力的概念有关。社会权力可以用一个公式来描述，这个公式将一个人的净资产、年收入、教育水平和职业声望综合成一个数值。这种方法考虑到了对大多数人来说，金钱与权力有关。公式计算出的数值越高，这个人的社会权力就越大。

社会支配力、精神影响力、高净值，无论你研究什么，权力都与对资源的控制有关。我们将使用凯尔特纳的定义和社会权力的概念来确定真实的权力控制对真实的人有什么影响。不妨先说明：正如"苏格兰国王"阿明所表明的，这并不总是一个美好的故事。但正如"区域经理助理"施鲁特所表明的，有时它会是一个有趣的故事。

权力实验：监狱和电击

是什么让许多人对控制思想和事物的能力如此向往呢？当人们获得权力时，会表现出哪些行为上的变化呢？行为研究领域所知道的答案，主要来自两个实验的结果，而这两个实验是所有心理学实验中最具争议的。它们分别在两个地点完成，一个是加州的斯坦福大学，另一个是耶鲁大学。

斯坦福大学的实验是由传奇的心理学家菲利普·津巴多（Phil Zimbardo）①

---

① 菲利普·津巴多是当代著名心理学大师、美国心理协会前主席，曾荣获"心理科学终身成就奖"，被誉为"当代心理学的形象与声音"。他设计了震撼世界的斯坦福监狱实验，并一直致力于用心理学的力量使人类变得更好，一生对心理学领域贡献卓著。著有自传《津巴多口述史》《不再害羞》等，上述两本书的中文简体字版均已由湛庐出品，分别由浙江教育出版社、北京联合出版有限公司出版。——编者注

在 1971 年进行的，即斯坦福监狱实验。津巴多研究了这样一个问题：当正常的本科生在一个假想的监狱里待着会发生什么事情。被试当中的一些人扮演看守，拥有所有的权力。而其他人扮演囚犯，只能被动接受看守认为合适的任何行为。

津巴多此时并不知道，他的实验即将坠入悬崖。48 小时后，"看守"开始虐待"囚犯"，首先是精神虐待，然后是身体虐待。最后因为虐待情况严重，原本打算持续两个星期的实验不得不在 6 天后就被迫停止了。权力即使在虚假的情况下，也有能力迅速腐蚀人。

如你所料，这个实验是非常有争议的。反对者指出，原始研究的某些方面无法重复，并指出可以重复的数据违反了道德规范。尽管有争议，这一实验所揭示的令人不安的核心思想仍然存在。权力会改变人，而且这种改变并不总是好的。

津巴多的研究侧重于掌权者的行为，而耶鲁大学研究员斯坦利·米尔格拉姆（Stanley Milgram）在 1963 年的实验则研究了无权者的行为。米尔格拉姆进行了 26 次实验，并选择不同年龄段的研究对象。每次实验都有 3 个人参与：一个权威人物（在这个实验中是一个科学家）、一个实验室的"帮凶"（实际上是一个付费演员），以及一个研究对象。

实验以一个谎言开始：被试被告知他们参加的是他们和实验室"帮凶"之间的记忆测试。当然，被试不知道"帮凶"是一个演员。每当演员给出一个错误答案时，被试就会按下按钮来电击演员，用于电击的电压会一次比一次高。最后一个按钮是致命的 450 伏电压，用一个骷髅头和十字骨表示。被试看不到演员，但可以听到他的声音，包括他对电击的反应。

起初，当被试按下按钮时，演员会表示轻微不适，发出"嗷"的叫声。但随着电击电压的提高，演员的言语反应变得越来越激烈。演员最终乞求停止实验，甚至尖叫起来。在 450 伏的电击下，演员不再发出任何声音。当然，电击是假的，演员在实验过程中未遭受任何电击。米尔格拉姆只对一个问题感兴趣：会有多少人按下骷髅头按钮？

答案是令人沮丧的。几乎 65% 的人按下了骷髅头按钮。

这些实验是极具挑衅性的，不仅仅是因为它们的结论。人们对这些实验的方法论、解释、复现性，特别是道德性进行了攻击。但它们的结果是很明确的：权力令人脑发生了一些奇怪的变化，或者说更令人不安的是，权力揭示了一些关于人脑的事情。当然，这一切都不好笑。

高净值群体的不同之处

诚然，这些实验呈现的是一些极端情形。那么，生活中那些更日常化的例子呢？例如，某人得到晋升，获得了资源，然后变得有能力将这些资源授予他人。在他们身上也会出现可测量的变化吗？

事实证明，答案是肯定的。研究人员还有一个核心发现：令人毛骨悚然的是，权力开始让人们把自我利益置于特定的群体利益之上，研究人员称这一过程为去抑制（disinhibition）。权力实际上起了相反的作用，会阻碍领导者做他们应该做的事情，甚至达到了违背道德的地步。

美国国家科学院发表的一篇文章就能很好地证明这一点。这篇文章研究了高净值人群的行为，这些人习惯于玩弄权术。而与之相反，低净值人群并不习惯于摆弄任何权力。研究人员观察并比较了这两类人的日常行为。所有的行为既能在实验室观察到，也能在实验室以外观察到。

本段读起来让人很痛苦。在实验室里，高净值人群比低净值人群更可能在机会游戏中作弊。在实验室里，如果有选择的话，与低净值对照组相比，高净值被试更愿意撒谎。在旨在测量贪婪程度的实验室条件下，高净值人群显然更加贪婪：相比于他们较穷的同事，高净值被试从糖果罐里拿走了更多的糖果，即使他们知道最终所有剩余的糖果都将捐赠给附近大楼的孩子们。

这样的例子不胜枚举。高净值人群更有可能在谈判中撒谎。当他们认为自己能赢得奖品时就会作弊，甚至在明知道该物品对他人来说很有价值时也会将其据为己有。

高净值人群在实验室外的表现也表明，高净值人群在"野外"也表现出类似的以自我为导向的习惯。例如，富人更有可能在开车时违反交通法规。具体来说，相比于穷人，富人更有可能在十字路口拦住司机，也更有可能在人行横道上拦住行人。这些行为在富人中发生的概率是30%，而在穷人中，这一比例只有7%。

高净值群体并不是一个有趣的群体，但他们确实向我们展示了一个有趣的故事，而使这个故事更加充实的是一种接近于读心术的行为。想必你已经知道这种行为了，它就是前文提到的心理推测。

权力对心理推测能力的影响

有很多科学方法可以证明让人感觉强大和让人感觉讨厌之间的关系。这与丧失心理推测能力有关。例如，亚当·加林斯基（Adam Galinsky）等研究人员已经证明，即使一个人与权力仅仅是擦肩而过，也会在心理推测能力方面产生可以观测到的裂痕。

在一项研究中，加林斯基要求被试回忆他们感觉自己拥有对另一个人的控制权的时刻，这一操作称为经验启动（experiential priming）。而对照组被试则要回忆他们昨天做了什么，这一操作称为中性启动（neutral priming）。然后两组被试都进行了敏感的心理测试，测试他们对情绪的探测能力，这与之前描述的 RME 测试相似。

加林斯基发现，平均而言，权力刺激组比对照组多出 46% 的错误。权力刺激组的人也变得不太敏感。通过一系列实验，加林斯基得出结论，权力与准确探测情绪的能力下降有关，同时加林斯基认为权力与换位思考行为的减少有关。

这里有两点需要注意。首先，尽管匪夷所思，但情绪敏感性的丧失确实是可诱导的。仅仅是对权力的简单回忆就足以改变人们的行为。顺便说一句，这种敏感是我们会一再遇到的现象。其次，加林斯基使用了"换位思考行为的减少"这样的字眼。

"换位思考行为的减少"包含了心理推测能力的标志性行为。这点很重要，因为它暗示存在一些可以测量的指标。

神经科学家通过给大脑"拍照"，已经知道了心理推测能力行为在大脑中产生的区域。这些脑区由一系列被称为"心理化网络"的神经回路所构成。构成这一网络的神经区域名字很拗口，分布广泛，从背内侧前额叶皮质到楔前叶之间的区域都囊括在内。其中，背内侧前额叶皮质是位于你眼睛后面的一个区域。楔前叶是一个不太妙的名字，它位于靠近你头顶的一个区域。

这把我们引向了两个非常重要的问题。当人们获得权力时，我们是否可以顺便观察一下他们的大脑，看看他们的心理化网络是如何运作的？社会权力的增加之所以会降低人们接受他人观点的能力，是不是因为心理化网络"短路"了？

答案是肯定的。

在加州大学洛杉矶分校任教的神经科学家基利·马斯卡特尔（Keely Muscatell）的文章标题说明了一切——《社会地位调节心理化网络的神经活动》。其结论令人叹为观止：权力实际上重塑了大脑。

权力对共情能力的影响

所以，权力会影响心理推测能力。权力还会影响另外一个认知小工具，这个工具听起来很像心理推测能力，但它有一个"外行"的定义，这个小工具就是共情能力。为了理解权力对共情能力的影响，首先我们需要定义一下"共情能力"。在本节中，我们将使用一个一外行的定义——"认识和共享另一个人情感空间的能力"，就好像我们经历别人经历的事情一样。共情能力也在一个古老的习语中有所体现——要想评判一个人，先穿着他的鞋子走一段路。

来看看一个例子：一位母亲带着两个孩子在商场里闲逛，一个孩子刚学会走路，另一个只有两周大。母亲试图在推着婴儿车的同时在包里翻找食物。刚学会走路的孩子拽着她的衣服，而两周大的宝宝正在哇哇大哭，她意识到忘了给宝宝准备额外的尿布。她突然感到不知所措，便坐了下来，把头埋在两手中间。附近一位陌生的年长女士看到了正在发生的一切。她能理解这位母亲的苦恼，能听懂孩子的抱怨，并推断出这位母亲面临的情况。但是，年长女士也产生了别的情绪。她感受到了这位母亲的压力，几乎就像这些压力在自己身上一样。当这位母亲在准备孩子的食物时，年长女士起身走过去，帮忙摇晃婴儿车里的宝宝。年长女士说："我知道现在很困难，但时间会让一切变得越来越容易的。"她把婴儿车递还给母亲，然后像来时一样突然地离去了。

这位热心的陌生人显然使用了共情能力。研究人员发现共情能力有两个种类。第一种是认知共情能力，即主观上愿意去理解另一个人的情感体验。一些研究人员认为这是一个老式的心理推测能力。这位年长女士通过解读那位母亲的面部表情、动作和声音的变化，展示了她的认知共情能力。第二种共情能力是情感共情能力。那位年长女士也表现了这一类共情能力，她几乎就像和那位母亲换了位置。

研究人员发现，无论测量哪种类型的共情能力，有权有势的人的共情能力都比较弱。研究人员拿出了更厉害的武器——脑成像和神经科学来解释其背后的原因。

在一个实验里，研究人员观察了不同净值人士大脑中的共情神经网络。这一观察发生在被试凝视一些令人心碎的照片时，照片上显示的是癌症病房里的孩子。结果显示，被试越穷，共情神经网络的活跃度越高；反之，被试越富裕，则活跃度越低。

之前提到的神经科学家马斯卡特尔发现，高净值人群不容易理解他人行为的内部动机和意图。这种缺乏共情能力的现象也可以在有社会地位的人的孩子身上发现。大约从这些孩子 4 岁开始，就可以从他们身上观察到共情能力缺乏的现象。

亚利桑那州立大学的研究人员仅仅通过观察头皮表面电位（脑电波）的变化，就能检测到个体共情能力的变化。头皮表面电位可以通过事件相关电位（event-related potential，ERP）技术来测量，测量时，被试需要在头上戴一个看起来像发网一样的东西。利用事件相关电位技术，研究人员发现，共情网络在有权势的人身上一点儿都不活跃。研究还表明，有权有势的人几乎完全意识不到他们的缺陷，他们觉得自己和其他人一样富有共情能力，但神经科学清楚地表明并非如此。

如果有权有势的人不那么有共情能力，那么没权没势的人是否更有共情能力呢？答案是肯定的。研究人员指出，相比于有权有势的人，社会地位较低的人在共情能力测试中能更准确地评估他人的情绪。在现实世界的互动中，社会权力较小的人在捕捉他人的情绪方面也更准确。

研究人员已经在这一领域研究得很深入了，他们不仅仅是通过观察头皮表面电位的变化来揭示共情能力，还对大脑内部进行了实时成像。结果是令人遗憾的，与前述实验结果一致，但也具有很强的指导意义。

权力对镜像神经元的影响

研究人员可以在大脑共情时对其成像吗？让人吃惊的是，答案是肯定的。研究人员可以使用非侵入性的成像设备来检测大脑内部活动，例如功能性磁共振成像（fMRI）。功能性磁共振成像是一种使用外部磁场来测量大脑血流变化的技术。利用这一强大的技术，研究人员可以了解共情时大脑内部发生了什么变化。研究人员发现了一套神经网络，并以人们在大多数更衣室中能够看到的一个东西——镜子给它取了一个名字。由于其反射能力，这些非凡的神经回路被称为镜像神经元。

镜像神经元是一个专门的神经网络。对于来自外部世界的信息，镜像神经元会以一种非常奇特的方式做出反应。它们实际上镜像模拟了来自外部世界的一个行动，就像镜像神经元的主人正在经历该行动一样，你现在大概可以理解为什么他们这么命名了。例如，当你对人们打流感疫苗的图片有所反应时，你的镜像神经元就会像你也在打疫苗一样活跃起来。你会因此而变得畏畏缩缩。我们可以用大脑成像技术检测这些反应，包括畏缩，这对于研究认知共情能力（心理推测能力）和情感共情能力（感觉）的神经回路都非常有用。

来自加拿大的研究人员利用镜像神经元的反应来观察权力对大脑的影响。他们设计了一个与前述加林斯基实验类似的实验。实验要求一组被试回忆一个人被他人进行权力压迫的时刻，并据此写一篇文章。然后研究人员检测了被试的大脑，检测方法和用来评估镜像神经元活跃度的方法一样。在回忆某人受制于人的场景时，被试的镜像系统开始活跃，他们在这个实验中的得分大约为30分，这是一个很高的分数。

而另一组被试要写另一类文章，记下他们对别人拥有控制权力的时刻。他们的大脑活动也被评估了，方法跟第一组一样。在回忆时，被试大脑中的"镜子"根本就没有出现。事实上，镜像神经回路的活跃度下降到了基线以下，平均得分在负 5 分左右，这个分数很低。

正如行为学研究所体现的，即使是在回忆权力这样微不足道的情况下，权力也会对我们施加一种力量。

这项研究只是众多研究中的一个，这些研究都显示了行为学家之前所证明的观点：权力会影响人们对他们所在世界做出反应的能力。只是，这一次，这个故事在神经元中得到了具体呈现。镜像神经元可以预测一个人理解他人经历的能力。而同样可以预见的是，权力把镜像神经元的活动给抹去了。

关闭社会关系的雷达会有什么样的后果呢？当你开始领导他人的时候，成为"社交盲人"是一件坏事吗？答案是肯定的，这令人沮丧。我们有多种指标来确认这一点。我能想到两种指标：一是物化他人的意愿，二是对纠正和监督产生免疫的能力。我们可以通过研究一部关于乐队练习的电影来说明这两点。

工具人：权力导致的物化

我将要描述的电影是《爆裂鼓手》（*Whiplash*），这是一部于 2014 年发行的电影。故事发生在一个竞争激烈、几乎没有虚构成分的音乐学院里。这部电影让演员 J. K. 西蒙斯（J. K. Simmons）赢得了奥斯卡奖，他当之无愧。西蒙斯扮演一位名叫特伦斯·弗莱彻（Terence Fletcher）的爵士乐教授。他情绪多变，教学风格就像匈人帝国领袖阿提拉一样霸道。他会对学生们大喊大叫，取笑他们的体重，恐吓、羞辱他们，甚至向一个学生扔椅子，而这个学生的反应却是加倍地努力练习，练到最后手指都变得血肉模糊。弗莱彻教授告诉他们，这是他的乐队，这里容不下无能的学生，也不允许无能的学生玷污他的声誉。

弗莱彻的行为对学生造成了很大的伤害。大多数学生被吓得服服帖帖，纯粹为了维护怪物教授的声誉而存在。学生们变得惊恐有很多原因，其中最大的原因是弗莱彻将他学生物化这一不可思议的能力，这是权力对人类最不利的影响之一。

物化是什么意思呢？我认同以"工具性"这个词为其定义，主要是因为这样的定义是可以测量的。物化是一种把人变成工具的意愿，而这个工具存在的意义仅仅是因为它对领导者的目标有用。下属被剥夺了他们与生俱来的人格，变成了达到领导目标的一个手段。研究显示，当人们获得权力时，在多数情况下，他们会变得更愿意把下属当作工具，而不是当作人。在《爆裂鼓手》中，学生们在演奏走调时被踢出去，在演奏得不够快时被替换掉。没有人把学生当人看。学生们在那里只是工具。他们既是字面意义上的工具，也是象征意义上的工具。他们作为工具只是为了让弗莱彻的乐队获得成功。

虽然工具化是斯坦福监狱实验的伟大教训之一，但这一教训并没有让人们引以为戒。在人们能够获得权力的任何地方，依然存在工具化的倾向：在运动队里、在商业环境中，甚至在乐队练习的地方。有一篇引人注目的论文在 6 个与工作场所相关的独立实验中描述了工具性。这些实验既包括简单地测量高管与下属的行为，也包括令原本无权的人感觉自己有权有势。这篇论文的结论是："在所有的研究中，权力都导致了物化。物化应该定义为一种趋势；在这种趋势下，为达到社会目标，拥有权力的人看待下属时会更多地基于他们的有用程度，而不是基于那些不太有用的属性的价值。"

更糟的是，有权力的人觉得可以自由地物化他人，因为他们会越来越觉得自己可以不受正常行为规范的约束。这种行为习惯很常见，乃至有了自己的名字，即傲慢综合征（hubris syndrome）。拥有权力的人会越来越觉得自己理应享受特权，不必遵守规则。

我们是怎么知道这些的呢？这种肆无忌惮的态度首先体现在之前讨论过的那些权力刺激实验中。被赋予权力的人在实验室条件下作弊的可能性增加了 20%。有权力的人也更有可能在税收上弄虚作假、保留一辆偷来的自行车，或者超速行驶。

这种权力效应甚至会延伸到社会关系中。后面我将会讲到，有权力的人更有可能发生婚外性行为，更有可能进行无保护的性行为。研究人员这样写道：

> 有权力的人拿走他们想要的任何东西，不仅仅因为他们可以不受惩罚，而且还因为他们直觉上觉得他们有权这样做。

例如，一个赢得比赛的乐队领队可能正当化自己虐待学生的行为，并且张狂地认为自己不会为此受到惩罚，毕竟他是领导者。有趣的是，相反的情况也存在。没有多少权力的人往往不会利用他们所拥有的那一点点权力，而且他们不觉得自己有资格得到那一点点权力。

无论他们的行为是否正确，当拥有权力的人认为自己有权肆无忌惮地使用权力时，他们的下属就已经输了。

权力带来的行为风暴

正如我们所讨论的，赋予人们权力，甚至只是让他们回忆一下自己掌握权力的时刻，就足以改变人们的行为。这些发现是如何在工作场所发挥其影响的呢？

当一个高管获得新的权力时，他可能会经历一场行为上的完美风暴。如果不加以注意，这场风暴最终会形成一个巨大的行为涡，荷兰人称之为旋涡。新获权力的人有可能在关系上陷入旋涡。

你可能在公司看到过这种情况。有人获得了权力，比如晋升，之后就变得更加看重自我利益。突然间，他就更有可能在道德上走弯路。他关注的重点不再是团队的表现，而是自己的表现。他周围的人可能会开始感到不安，同时混合着恼怒和偶尔出现的羡慕之情。

随着自私旋涡的形成，被授予权力的人开始对下属的抱怨变得越来越无动于衷，从而无法准确地读取下属的面部表情。他失去了洞察他人心理的能力。下属可能会因为高管新近暴露出的自私行为而感到恼怒，而此时高管却已失去觉察下属愤怒情绪的能力。

令人心碎的地方在于，下属的感受对新晋的领导者来说可能并不重要。请记住，权力会增强一个人物化同事的意愿，拥有权力的人会将同事视为自己意志效劳的工具而非人。这是一个残酷的转变。一个新获得权力的人失去了共情能力和理解他人的能力。随着时间的推移，高管们在工作场所失去了朋友，能和他们聚到一块的最多也只是盟友。

更糟的是，在他们的情感多普勒关闭的同时，一种令人毛骨悚然的掌权感也随之而来。行政的权杖将他们装饰得非同寻常；适用于下属的规则不适用于企业新贵。而最重要的是，企业通常会给新近提拔的人什么奖励呢？答案是更多的钱。企业要给新晋升的人更多的许可和权力，让他们做他们想做的事，给更多的钱就是其中一种方式。

尽管这种行为气候已经让人感觉很糟糕了，但实际上我们还没有触碰到这个旋涡可能带来的最具社会动荡性的后果，即工作场所的不端行为。这种行为的后果所带来的破坏之风是如此强大，以至于掀起了一场全美性的运动来与之抗争。我们将看到，这一切的起源就是权力。我们将用几位对权力颇有研究的人的话作为起始，一起来解读那场动荡。

权力和性

他曾两次被评为在世的最性感的政治家，他就是美国前国务卿亨利·基辛格（Henry Kissinger）。

　　基辛格戴着厚厚的眼镜，操着浓重的德国口音，在公众场合举止略显古怪。当你想到基辛格时，性可能不是你首先会想到的东西。然而，他的个人生活多年来一直都是新闻小报的热门素材。当有人问他为什么离婚后要等到年老才再婚时，基辛格引用了拿破仑·波拿巴（Napoléon Bonaparte）的一句话："权力是终极的春药。"

　　作为 21 世纪初在音乐界崭露头角的女性，贾妮尔·梦奈（Janelle Monae）对性和权力略知一二。在一首名为《一团糟》（Screwed）的歌曲中，有一句歌词经常被认为出自作家奥斯卡·王尔德（Oscar Wilde），但其来源实际上并不详。这句歌词是："一切都是性。除了性，就是权力。"

　　梦奈和基辛格可能都不知道有相当数量的脑科学理论支持他们的说法。这些科学研究的结果来自许多领域，包括行为学和生物化学，从地域上看也来自几个大洲。

　　我们先从美国佛罗里达州的一项研究开始，该研究同时招募了男性参与者和女性参与者。研究人员模拟了一些决策场景，还利用了词根联想，例如询问参与者"这个词在你身上引发了什么？"，目的是测试以下假设：给别人权力会激活"交配动机"（达尔文对性唤起的一种委婉的说法）。实验对象变得更有可能使他们的社交关系性化，可能性平均增加约 33%。研究人员指出，"对异性成员拥有权力激活了性概念……这表明交配目标的激活"。他们继续总结道："……是权力……导致了性动机的增加。"

　　研究人员将这一想法命名为性过度感知。他们还发现，权力不只是增加了性的欲望成分，还创造了一些与性有关的妄想，使拥有权力的人认为自己比下属以为的更有性吸引力。这个概念被称为自我感知的交配价值，而它所产生的感觉是性期待。这些人之所以拥有如此大的性期待，原因是妄想。他们会认为自己突然不知怎的就变得极富性吸引力，连他们的下属都招架不住他们的魅力。有趣的是，研究人员发现，权力在男性和女性中都会诱发这些感觉。

掌权者产生性过度感知和性期待，即性欲增加，以及认为自己比同龄人认为的更有性吸引力，两者掺杂在一起可能造成严重的社交后果，我们都见证过这一点。2018 年《纽约时报》的一篇文章表明，对权力的醉心沉迷可以有多泛滥。这篇文章列举了 200 多个案例，其中大多数是男性。他们最终由于辞职、解雇或被逮捕而被解除权力，其原因都是性行为不端。美国反性骚扰运动 Metoo 凸显了权力可以为不同职业和地位的人提供多么平等的犯罪机会：因性行为不端引发的辞职、解雇和逮捕发生在许多地方，从会议室到教室，从好莱坞的行政套房到华盛顿特区的国会会议厅，到处都有它们的身影。

显然，性和权力是一对具有破坏力的酒友。它们的互动是如此"有毒"，而对这种互动的定义在最近又变得如此清晰明确，值得研究人员在生物化学层面上展开深入调查。

权力背后的激素变化

将权力与性过度感知联系起来的行为学研究是非常有力的。那么，其背后的生物化学因素又是什么呢？这些生物化学因素是否也改变了呢？

事实证明，确实如此。我们现在把重点转移到内分泌系统，即体内负责分泌激素的腺体网络。我将特别强调一下某种激素——睾酮。睾酮可能是所有人类激素中遭人误解最多的激素之一。

如你所知，人们以前认为睾酮是"男性类固醇"。在千百个电视广告里，那种只属于男人的、代表男子汉气概的拍胸脯桥段的起源，就是睾酮。然而，这种人云亦云的说法并不完全准确。事实证明，睾酮并非男性独有。人们发现这种类固醇在男女两性中都存在，并且男女体内的睾酮水平均可测量到。由于月经周期的存在，睾酮在女性体内的作用变得有点儿复杂。当人们出现性兴奋时，睾酮水平就会升高。我们所有人都是如此。

心理学家科迪莉娅·法恩（Cordelia Fine）在她的著作《睾酮国王》（*Testosterone Rex*）中认为，仅限男性的神话只不过是环绕类固醇的许多神话中的一种。她还解释说，睾酮和特定行为之间的关系，例如睾酮和攻击、性唤起之间的关系，对任何一种性别来说都被过度简化了。事实证明，我们的身体在社会合作中会释放激素，用来对不同社交情景做出反应并施加控制。

让我们来看看一个只有男性运动员的例子。英国剑桥大学的一项研究故意操纵了一项只有男性运动员参与的划船比赛。研究人员让一组运动员相信他们赢得了划船比赛，而事实上他们并没有。但事实并不重要，实验组的睾酮水平急剧上升，比被告知失败的对照组高出了 14.5%。而且，对照组运动员的睾酮水平下降了超过 7%！

除了测量生物化学指标，研究人员还同时进行了行为测量。结果显示，睾酮水平的升高能够唤起性欲。研究人员发现，被告知获胜的男性更有可能接近女性，期望与之发生随意性行为。这些男性还显示出更多的交配价值，当然这些交配价值只是自我感觉良好而已。是不是听起来很熟悉呢？研究人员表示：

> 这些男性……更有可能去接近有吸引力的女性，以期望能促成性关系。

更重要的是，这项研究证实了法恩在她书中论述的内容。研究人员发现，"控制激素的内分泌系统对外界情景的变化会有所反应"。

最后这句话非常重要。权力的获得恰恰是其中一种情景变化，它将我们的内分泌系统调到了高档位，并释放睾酮等激素。

为什么权力能够对普通人做出如此不同寻常的事，甚至可以改变人体内的生物化学过程呢？对此我们还无法给出一个简单的解释，但研究人员猜测原因来自多种因素的混合物，这些因素源自我们远古就开始的进化历程，包括社交需求，以及大脑对节省能量的痴迷等。

权力与孤独感

毫无疑问，我们是一个社会性物种，这并非偶然的结果。前文讨论过，从进化的角度来看，成为一个社会性物种对我们的生存来说是至关重要的。那么，为什么权力会有如此大的能力，能够使手握权力之人的心理推测能力和共情能力退化呢？答案令人羞愧：因为我们的行为很像猿。

研究人员在很久以前就发现，就像许多其他灵长类动物一样，我们创造了社会等级制度。只是我们比遗传学表亲们更加关注这些等级制度，也正因如此，我们的等级制度更加复杂。我们花大量的时间探寻别人如何看待我们，如何预测别人的行为，以及如何才能操纵别人。我们创造了盟友的概念和敌人的概念。

人类的社会属性从生物能量角度来看是非常耗能的。尽管大脑只占体重的 2%，但它吞噬了我们 20% 的能量。大脑把大部分能量都用在了建立和维持社会关系上。这也是人们经常表示参加社交活动之后会感到身心疲惫的原因之一。

为什么我们愿意付出这样的代价呢？答案对我们来说又是一次羞辱。社会关系之所以如此重要，是因为我们曾经是生物学意义上的懦夫，现在也是。我们的牙齿细小，我们的手指脆弱，我们没有身体上的强大装备来对抗地球上大多数大型生物。这足以让我们怀疑人类是如何成为世界顶级捕食者的。

但我们确实成了顶级捕食者。我们能量充沛的大脑花了大量时间来学习如何与他人合作。心理推测能力和它的第一个"表亲"共情能力可能承担了大部分的繁重工作。毕竟，如果你能预测某人的意图，你也就能预测他在特定情况下的反应，而共情能力会让你在忙于预测的同时还能有一颗仁慈之心。

在塞伦盖蒂大草原这个没有朋友的世界里，这是一个非常有用的才能。想一下协同狩猎的问题，还有照看孩子的情形。你本质上使生物量翻了一倍，但不是通过实际的个体生物量，而是通过与其他人建立联盟，甚至是建立友谊来实现翻倍。这一观点正是一个名为社会脑假说的理论所主张的。

之前我们知道，有权有势的人不再拥有良好的社交处理能力。而以上段落讲述的一切，如何跟这一点联系到一起呢？答案可能有几个，包括著名的"高处不胜寒"的看法。当然，新晋领导者面临着全新的人际关系挑战。人们开始对新晋领导者表示友好，但这种友好的目的不是寻找友谊，而是得到领导者的青睐。如果这种情况经常发生，领导者可能会怀疑每个人都有着不可告人的目的。然后，他们便会开始感到孤独，和他人的互动也会减少，并由于缺乏社交练习而渐渐失去社交技能。

但这并非全部原因。其他研究表明，身居高位的孤独感可能没有人们普遍认为的那么严重。一个研究团队在研究孤独感和行政权力时，是这样表述的：

> 我们推测，权力带来的心理益处可以替代人类对社会群体归属感的需求。

换句话说，你可以利用联盟来生存，但一旦生存不再是问题，你就不那么需要盟友了。人类的心理会根据情况做出相应的调整。研究人员继续解释说："结果很清楚——通过减少与他人交往的切身需求，权力减少了孤独感。"

我们不妨从进化的角度来审视以下问题：一旦权力确保你的生存不再需要其他人，曾经让你变得更具社会性的负诱因，即孤独感，对你而言就不再那么有用了。用于建立联盟的积极工具，例如心理推测能力和共情能力，对你来说也不再那么重要了。如果你不再需要联盟，何必消耗多余的能量来维持呢？在达尔文主义的幽暗核心地带，朋友对有权力的人来说并不那么有用。在塞伦盖蒂大草原的严酷世界里，物种总是将生存置于最优先的位置。这是残酷的，也是重要的，又是可预见的。

裁员对当权者的影响

权力和共情能力呈负相关这一现象的背后，可能还有一个原因。这与许多高管工作中最难的部分有关：解雇他人。

当高管利用权力解雇员工时，内部冲突是常见的第一反应。高管们很少能避免"双手沾满鲜血"的感觉，至少在最开始是这样的。因此，他们当中的许多人开始跟抑郁症做斗争，例如，他们开始睡眠不足、出现与压力有关的健康问题。为了不让高管们被其责任压垮，身体的应对机制不得不启动。

一种常见的应对方式是战术性退缩。面对必须承受权力导致的后果的同事，高管们有时会刻意疏远，或者像军队训练士兵那样不再把人当人，而是当作工具。高管的管理话术可能会变得充满技术性和疏远感，谈话中也越来越多地使用委婉语，仿佛这样就可以让他们那不得不挥舞的权力之斧看起来没有那么锋利。

这种做法很有效。一段时间后，共情开关关闭了。这并不奇怪，因为权力已经哄骗人们将他们的社会关系物化。这种退出的极端形式称为道德推脱。高管们会在情感上躲避起来。这也许可以解释为什么掌权者在参加社交活动时常表现迟钝。

高管们在情感上越无能，他们的情感防护力就越强。轻微的错觉可能就此出现。如果他们感知不到自己造成的伤害，甚至认为自己从来没有造成过任何伤害，他们就可以淡化自己行为的后果。

从脑科学的角度来看，整个事情就像是能量预算。其实这就是它的本质。这种情况在世界各地都会发生。大多数研究人员认为，这种情况已经出现了好几个世纪，这是人类为了主宰世界和掌控彼此而付出的最大代价。

权力的进化之源

大脑对能量的精打细算可能解释了为什么权力会导致人际关系技能的丧失，但权力为什么会对性产生影响呢？权力会持续供应"春药"，这背后是否有进化上的原因呢？

大多数进化生物学家认为，确实有。原因与另一个问题的答案有关：大多数社会性哺乳动物并没有变得像乳齿象那么大，即个体生物量加倍，那么它们是如何生存下来的呢？一些研究人员认为，答案是占优势的灵长类动物领导者掌控所有的性行为。这是有道理的，毕竟他们及其后代创造了一个更强大的家庭团队，使他们有更好的生存机会。

但对人类来说也是如此吗？答案是：在某些条件下，是的。

人类的社会结构更加复杂，所以这种对应关系不是一对一的。斯坦福大学的神经科学家罗伯特·萨波斯基（Robert Sapolsky）指出，一个人可以在一个社交圈中地位低下，在另一个社交圈中却完全处于主导地位。然而，这种复杂性并没有让我们完全脱离来自远古进化力量的影响。

大多数研究人员认为，黑猩猩和人类共同的祖先都有强权性格。许多研究人员认为，这种不平等的行为结构投下了长长的阴影，一直延伸到 21 世纪，至今依然清晰可见。从我们讨论过的研究来看，这可能有一定道理。

例如，一旦你获得了权力，为了确保生存的一个新方法就是更愿意将人际关系性化。因此，在与他人交往时，你会变得更易产生性欲。权力首先到来，欲望随之出现，之后超级宝宝们也会到来，一个更利于生存的强大家庭团队就这样在不久的将来形成。

从这些想法出发，我们可以提出一些可以检验的假说。我们已经讨论了其中的两个。一是性过度感知，你积累的权力越大，你对性的兴趣就越大。二是自我感知的交配价值，你积累的权力越大，你就会认为自己越有性吸引力。这些行为不会发生在进化的真空地带。所有这些行为都会提高人类的生存概率。因为在野外，我们是一个弱小的物种。顺便说一下，女性每个月只有几天拥有生育能力。虽然我们现在已不再生活在大草原上，但大脑并不相信这一事实。

预防教育的作用

有没有什么东西可以说服我们的大脑不被权力的陷阱迷惑呢？

答案是肯定的。让人高兴的是，行为科学对此确实贡献颇多。与许多转化研究工作不同，这个答案其实很简单：警告人们。

在新任高管接受新的工作、第一次握住权力杠杆之前，需要有人和新任高管坐下来谈一谈，给他们一个警告。新任高管需要提前知晓，在统计学上，权力可能对他们以及他们与下属的关系产生什么样的影响。他们需要知道他们的弱点可能是什么。他们需要知道权力和不受惩罚是如何加速运作的，性过度感知是如何发生的。新任高管应该研究这一章背后的数据，或者简单点，读完这本书。

要想创造这样一个"悟道"时刻，有一个经验性的因素。无论是要提拔同事，还是你自己即将得到提拔，只要知道权力在道德上的棘手之处和潜在诱惑，就拥有了一个对抗它们的有效护身符。研究人员甚至针对这种类型的预防提出了一个专门的术语——预防教育。

你是不是不相信有这么简单？在医学界，预防教育在打击不当行为方面创造了奇迹。研究人员发现，关于不当行为的最常见投诉来自外科手术前的沟通问题。这些投诉基本上都是"医生没有事先警告我可能会发生的情况"的变种。

由此，研究人员产生了一个明智的想法。如果医生事先警告患者呢？如果他们预先用知识武装他们的患者呢？当医生犯了一个错误时，如果他们告诉患者这一错误，而不是隐瞒错误，甚至向患者道歉呢？

结果令人吃惊。如果患者在术前接受了关于手术的指导，那么他们术后的焦虑和抑郁程度会降低，使用的止痛药会减少，并发症也会减少，还有令管理人员高兴的一点，他们住院的时间也缩短了。在密歇根大学，相关诉讼案的数量减少了近 2/3。管理人员花在诉讼上的费用减少了 61%。后来的审计显示，尽管医院的医疗活动在同一时期攀升了 72%，但平均每个患者的索赔率下降了 58%。与更多的医疗活动相对的是，诉讼的花费更少了。

其中最要紧的是什么？事实证明，让人们提前做好准备是有利可图的。研究人员甚至发现了其背后的原因："教育和支持对患者在术前、术后的生理及心理健康都有积极的影响，因为教育和支持能够保持或增加患者对自身疾病的控制感。"换句话说，预防教育之所以有效，是因为它给了人们预测的力量，就像预报恶劣天气能让人们为即将到来的暴风雨做好准备一样。

但医院的房间和企业的最高管理层不是一回事。让新高管了解拥有权力时可能发生的事情，会不会产生类似的控制感呢？预防教育在企业中是否也会起作用呢？

医学和商业在专业上相差甚远，但这一点似乎没那么要紧，因为令人高兴的是，上述问题的答案是肯定的。

预防教育有用的前提

行为并不会应你的要求就收起风帆、扬长而去。而且可悲的是，成功的改变是罕见的。但改变并非不可能。

有少数研究项目能够防止权力带来伤害，这些项目大多和知识转移有关。有一项有趣的研究旨在如何保持男女关系的职业性，特别是在权力不对称的情况下。研究由心理学家戴维·史密斯（David Smith）和社会学家布拉德·约翰逊（Brad Johnson）联手开展，他们探索了最棘手的职业互动——指导，特别是男性指导女性。

他们发现，如果参与者事先知道可能碰到的行为陷阱，那么指导关系就能稳定地保持职业性。如果男性和女性对吸引力背后的行为科学都有所了解，例如性过度感知和情感的脆弱性，那么他们就不太可能在工作场所发生不恰当的关系。史密斯和约翰逊在《哈佛商业评论》上发表了这一发现，然后在合著的《雅典娜的崛起》（*Athena Rising*）一书中对其进行了详细介绍。

对人们进行相关行为的基础教育是有效的，这样的预防知识足以让人保持友好且职业化的关系。这与医生们为减少诉讼所做的事一致。这就是为什么最好的解决方案是告诉已经被提拔的人可能会出现什么情况。

我必须提到，验证性的研究仍有不足，用于此类行为学相关工作的资金严重短缺。此外，虽然教育很强大，但它并不是万能的。如果听众不相信通过同行评议的研究数据，那教育他们只会让他们更加不相信。因为对他们来说，这只是众多"假新闻"中的一个。只有当听众认为科学是可信的时候，告诉他们背后的机制才会成为变革的动力。

　　如果员工、高管和公司认真对待这些数据，并将预警内容纳入他们的管理计划当中，那么他们可能会节省大量资金，并且随着掌权者信念和行为的改变，大量让人心痛的事情也会得以避免。这些数据的威力足以抵抗权力所能创造的"怪物"，确保当权者不会醉心于成为万兽之王，或者成为"苏格兰国王"。

本章小结

权力

▼权力是一种能力，它可以通过操纵资源和实施惩罚来改变他人的境况或心理状态。

▼拥有权力可以让你把自己的利益置于特定群体的利益之上，降低你感知情感和共情的能力。权力还会增强你的性欲，让你误以为自己比实际更有性吸引力，甚至导致你做出违背伦理道德的事情。

▼高净值人士更有可能在谈判中撒谎。当他们认为自己可以赢得奖品时，也更有可能会作弊。他们更有可能将一些物品据为己有，即使这些物品对他人来说很有价值。

▼为了防止权力带来的危害，你需要了解它们，并且相应地调整你的预期。

▼对于即将获得权力的员工，例如即将晋升或加薪的员工，要让他们做好准备，警告他们关于权力的潜在隐患。这样做，他们就不太可能成为这些陷阱的受害者。

Brain
Rules for Work

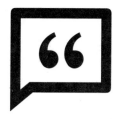

07

大脑更关注有说服力的信息

通过讲述故事传递的信息更容易让人记住，因为大脑的多个区域都被叙事激活了。

谁也没有料到，一个包含苏打水、20 世纪 70 年代俗气的迪斯科舞曲和一件足球衫的电视广告竟会成为有史以来最具代表性的广告之一。

这个广告的第一个画面是一个体育场的过道。位于场景右边的 9 岁小男孩拿着一瓶可乐，这瓶可乐是这段广告的主角。但广告里真正的名人在左边，他就是为人刻薄的乔·格林（Joe Greene），一个似乎天生就戴着护肩的橄榄球运动员，他是 1979 年最凶猛、最令人恐惧的球员之一。但在这一刻，他看上去并没有那么可怕。相反，这一刻他有点儿悲惨，因为他受了伤，正一瘸一拐地在过道上挪动。他低着头，球衣被扯下来搭在一个肩膀上。

"格林先生？格林先生？"那个男孩叫道。格林停了一下，他感到很恼火。

"有什么事吗？"格林反问道。

"你需要什么帮助吗？"男孩天真地问道。格林拒绝了小男孩，继续沿着过道蹒跚而行。男孩毫不畏惧，继续说道："我只想让你知道，我认为你是最棒的！"然后，男孩接着说道："想喝我的可乐吗？没关系的，我可以把它给你。"

那位满心不情愿的巨人停顿了一下。当男孩把瓶子递给他时，他似乎变得温柔了。他喝了一大口饮料，此时饮料的商标醒目地冒了出来。当格林把饮料喝光的时候，迪斯科舞曲的声音被调大。这时，小男孩叹了口气，看起来他觉得自己被格林忽视了。他有点儿沮丧，转身就要离开。

"嘿，孩子，"格林不再面无表情，"接住！"他把球衣扔给男孩，脸上露出了真诚的微笑。这赢得了几乎所有观众以及专业广告主管的心。这段广告在 1979 年赢得了绝大多数的重要广告奖项，其中包括著名的克里奥广告奖和戛纳金狮奖，并在世界各地被模仿。《电视指南》（*TV Guide*）将其列为有史以来最伟大的商业广告之一。

这并非偶然。在这个广告里，有些刻意安排的元素能够吸引我们的注意力，还能够黏附在我们的神经元之上。我们接下来将探讨这种黏合剂的成分。我们会发现，这些元素不仅在电视上有助于吸引大脑的注意，而且在会议室里、在教室里，或者在其他任何需要人们听我们说话的空间里，都会起到吸引大脑注意的作用。

注意聚光灯理论

那么，为什么我们能记住某些信息，而不能记住另外一些信息呢？显而易见的答案是，我们的大脑更关注那些我们认为有说服力的信息，而正因为我们更关注它们，所以它们才会更容易被记住。

虽然这种近乎循环论证的推理大部分是正确的，但它也是令人困惑的。在解释为什么我们会注意某些特定的细节而把其他细节抛在脑后时，研究人员提出了一些相悖的假说。

第一种理论被称为注意聚光灯理论。这个想法最初来自视觉研究。在视觉研究领域，研究人员提出了一个问题：是什么原因导致我们的眼睛落在某些东西上而不是另外一些东西上？迈克尔·波斯纳（Michael Posner）等科学家很快就意识到这是一个错误的问题。因为波斯纳发现，我们无须用眼睛看某样东西，就能注意到它。事实证明，对某物的注意并不依赖于目光。相反，我们的头脑中似乎有一个焦虑的神经指导委员会，这个委员会一直在扫描各种感官体验，例如寒风的感觉、火烧的气味等，扫描的目的是寻找有趣的东西来关注。对于我们应该注意什么这一议题，大脑里的指导委员会成员达成了一致协议。这个协议的达成基于两个因素：大脑认为它应该注意什么，以及外部世界实际存在什么。研究人员甚至认为他们发现了这个神经指导委员会的居住地，那就是额头后面的前额叶皮质。

并非所有人都相信注意聚光灯理论。

许多人认为，关于我们如何注意外界的某一事物这一问题，注意聚光灯理论并没有考虑到所有已知因素。这些人指出，这一理论很难整合被研究人员称为过滤系统的东西。对该理论持批评态度的研究人员认为，我们对一些输入信息的特别关注是以牺牲其他输入信息为代价的。至少，在注意这一过程中，我们复杂的指导委员会应该会咨询一个同样复杂的子委员会，这一子委员会名为"不要关注这一输入信息"。反对注意聚光灯理论的人表示，这一子委员会并不在前额叶皮质，而在一个叫作丘脑的区域里。丘脑是一个古老的神经结构，它深藏在大脑的深处，通常作为运动和感觉信号的"交通控制系统"，提醒大脑的特定区域处理特定类型的输入信息。如果你是一只老鼠，那么你还会发现另外一些证据，这些证据表明丘脑还负责监督注意的过滤功能。

想要知道哪些神经系统的官僚机构在监督注意，我们不得不等待进一步的科学研究成果。好在想要了解注意的去向，我们并不需要了解全局。很明显，大脑发现有一些输入是有趣的，而其他输入是无聊的。接下来让我们一起来看一些技巧。在人们开始聆听我们的演讲时，这些技巧可以避免他们昏昏欲睡。

演讲决胜在几分钟

当有人打开幻灯片并且开始说话时，我们的大脑中会发生什么呢？在我们离场之前，我们会关注演讲者多久呢？

与此相关的研究文献有点儿混杂。有证据表明，注意可能早在讲话的前30秒内就会消失。这导致了公共演讲课程中出现以下传闻：如果你不在前半分钟内做些什么，你就会失去你的听众。这方面的直接证据相当薄弱，但一些研究间接地证明了人们可以在30秒内吸引听众这一演讲箴言。

这些研究结果还得到了另外一个角度的研究文献的印证，这些研究是关于第一印象的。众所周知，第一印象的意义不容小觑且令人忐忑。研究表明，我们与人见面后会片刻间就迅速对其做出判断，并且这些判断是非常持久的。在100毫秒（1/10秒）内，我们就已经评估了一个人的友好度、可信度和能力。

这种判断速度与演讲者有关吗？虽然直接证据不多，但很难相信听众脑里那些仅需100毫秒就可做出判断的探测器会在你开始演讲时保持沉默，所以我们可以认为演讲的最初几分钟非常重要，尤其是当房间里有陌生人的时候。如果你要做演讲，从你嘴里说出的第一句话应该是你最想让人记住的话。

但开场前几分钟并非演讲唯一重要的时间点。研究表明，即使是面对一个无聊的演讲者，人们也会勇敢地尝试跟上节奏，人们的注意程度会变得忽高忽低。直到演讲开始10分钟左右的时候，一些关键事情才会发生。一个有时被称为"10分钟法则"的演讲法则会在此时开始发挥作用。心理学家威尔伯特·麦基奇（Wilbert McKeachie）发现，在聆听演讲者发言时，听众的注意程度在大约10分钟后就会跌至谷底。如果你不在9分59秒前努力挽回，你就会失去这个房间里的听众。

近年来，10分钟法则得到了研究的验证。罗伯特·尤尔（Robert Ewer）

在科学杂志《自然》上发表文章称，他发现听众的注意力会在演讲者身上停留大约 10 分钟时间，确切地说，尤尔研究得出的时间是 11 分 42 秒。如果演讲者在这个时间点还没有做出或说出一些能重新引起听众兴趣的事情，那么听众的注意力就会下降，就像麦基奇发现的那样。如果听众在 13 分 12 秒时仍然觉得演讲很无聊，那么演讲者可能就应该离开演讲台了。尤尔甚至计算了在这个关键点之后听众注意力的下降速度：

> 演讲者每唠叨 70 秒，他们的演讲令听众感到无聊的概率就增加一倍。

> 是的。增加了一倍。

情绪的"发言权"

这些数据表明，你真的需要做些什么来阻止演讲开场 10 分钟左右的注意力流失，否则就有可能失去你的听众。但是什么类型的"防流失药"会有效呢？研究人员对此已经有了答案，在说出这个答案之前，我们需要先讨论一个庞大且复杂的问题。

这个复杂问题涉及在任何一个时刻灌入大脑里的信息量。研究表明，无论你是坐在会议室里还是仅仅躺在床上，灌入大脑的信息总是过多。仅以视觉信息这一个输入来源为例，神经科学家马库斯·雷切尔（Marcus Raichle）说，在你睁开眼睛的瞬间，相当于每秒约 100 亿比特的视觉信息就会风驰电掣般地进入你的视网膜。但是，像急诊室一样不堪重负的视网膜一次只能处理大约 600 万比特的视觉信息。而在你大脑的后部，即视觉感知发生的地方，这项数值会缩减到约 1 万比特。

显然，大脑处理信息量的能力存在瓶颈，而且，我们刚刚只讨论了一种输入源。大脑不仅要处理另外至少 4 种外部感官输入，还要处理内部输入，例如由内耳提供的位置信息、由胃提供的饥饿信息，以及来自身体其他任一部位的信息。如果大脑没有部署某种类型的过滤系统来把输入信息按优先级排成一张"先做这个"的列表，那么大脑的网络会不断地遭受大规模、分布式的服务拒绝。这种情况下，你根本就不会感知到任何东西。

好在大脑对过载有一种防御机制，这种防御机制能够在拥挤的信息流中创造有序的优先次序。我们认为，这就是情绪所发挥的作用。尽管情绪有一个褒贬不一的名声，但情绪实际上提供了组织优先次序的必要服务，让我们以忽视其他输入信息为代价，集中注意于某些输入信息。事实上，一个刺激越是情绪化，我们就越有可能注意并记住它。对于这种强有力的、能够吸引注意的输入信息，研究人员给了它们一个名字——情绪化的刺激（emotionally competent stimuli，ECS）。

究竟什么类型的刺激才能引起最强烈的注意反应呢？有两大类刺激在等待随时出动。它们之所以能够引起最强烈的注意反应，原因可以追溯到进化的紧迫性上。例如，我们会对威胁给予极大的关注，这是因为进化磨炼了我们对当前生存的关注。我们也会对性给予大量的关注，这是因为进化磨炼了我们对未来生存的关注。事实上，将一个人的基因投射到下一代是进化的全部意义。情绪迫使我们纷繁复杂的输入信息按照生物优先级排队。

正如你可能已经猜到的，在你演讲的前 9 分 59 秒内，对于你应该做什么这一问题，情绪化的刺激有很大的发言权。

最好的钩子有这四个特征

我把情绪化的刺激称为"钩子"，但它们实际上只是一个吸引听众注意力的简单策略。在演讲开始后 10 分钟左右，你需要给你的听众一个令其信服的理由，让他们再继续听你演讲 10 分钟。也就是说，你需要给他们一个钩子。然后，下一个 10 分钟后，你需要给他们另一个钩子。这些钩子要贯穿你的整个演讲过程。

我在讲授幼儿的社会发展主题时，就使用过这样一个钩子。那是一个故事，来自《家庭聚会》（*House Party*）节目中阿特·林克莱特（Art Linkletter）主持的环节——"孩子们说最糟糕的事情"。《家庭聚会》是 20 世纪 60 年代的一档下午家庭节目。林克莱特经常在节目中采访儿童，问一些开放性的问题。孩子们的回答有时候会很有启发性，有时候启发性又过了头。要知道，那时还没有录像带那种东西，每个节目都是现场直播。

在一次电视直播中，林克莱特问一个名叫汤米的小男孩什么会让他高兴。汤米回答说："拥有一张属于我自己的床会让我很高兴。"

林克莱特开始关注汤米话中隐含的意思："你难道不是在一张床上睡觉吗？"

"通常我和爸爸妈妈一起睡，"汤米回答道，"但是当我爸爸不在的时候，妈妈就会和鲍勃叔叔一起睡，那时我只能睡在沙发上。而且，他并不是我的亲叔叔。"我可以听到导演在控制室里大喊："快切换广告！"

根据我的经验，最好的钩子都有 4 个特点：

1. 情感性

钩子必须是情绪化的，这点并非可有可无。只有具备情绪化这一特点，钩子才能够激活听众大脑中永远处于警觉状态的注意机制。我们对威胁和生存的诉求是非常强大的，这就是为什么我会在本章开头以一个受伤的橄榄球运动员和一个小男孩之间的美好故事作为开场。钩子也可以是关于性的，不过重点应该放在繁殖的结果上，而不是行为本身，比如，婴儿和小狗。幽默在这里也会起作用。像性爱一样，笑声会给大脑注射多巴胺，而多巴胺是大脑通常用来奖赏自己的激素。

2. 相关性

　　钩子应该与你手头的材料有关。你可以简单地讲一个老笑话来吸引听众的注意，但演讲通常不是喜剧演出，而演讲者通常也不是单口相声演员。你要确保你的钩子要么可以总结你刚才说过的内容，要么可以说明你正在讲解的内容，要么可以预示你将要谈论的内容。演讲者是在认真地传达重要信息，还是仅仅为了娱乐听众呢？受过教育的听众是能够认出两者之间的区别的。在这一点上，钩子也应该符合演讲的情感基调。糟糕的笑话会让人难忘，但原因并非你所期望的。

3. 简明扼要

　　你的钩子应该是短的。有许多钩子很强大，强大到足以湮没、压倒演讲内容。这样的钩子会导致听众只记住情绪化的刺激，而不是前面 9 分 59 秒的内容。为了解决这一问题，你可以简单地限制钩子的"出场"时间。在我近 40 年的演讲和教学中，我发现，一个钩子持续 2 分钟左右是比较好的。

4. 讲故事

　　可能的话，把你的钩子变成一个故事。对持续吸引注意这一目的来说，故事是最令人难忘且最有力的方法。

　　林克莱特的故事显示了一个合格的钩子应该具备的 4 个特征。性和幽默的部分显然满足了情绪化的要求。因为这个故事的主题是儿童社会意识发展（我通常用林克莱特的故事来开启同主题的讲座），所以具备了相关性。林克莱特的故事也很短（我通常可以在不到几分钟的时间内描述这个事件）。而且，最重要的是，它是一个故事。

　　由于故事在人类经验中发挥着非常强大的作用，我将在接下来的几节中专门讨论它。

叙事的组成部分

我们将从叙事或故事的定义开始，并将其与情节进行比较。在这一部分，我会无差别地使用"叙事"和"故事"这两个术语。但无论使用什么术语，这项下定义并做比较的任务都比人们想象中的要困难。幸运的是，我们可以从一些人那里获得专业的帮助，他们就是以写故事为生的小说家。我们先从著名的小说家 E. M. 福斯特（E. M. Forster）开始。他对讲故事思考良多，甚至写了一本关于讲故事的书。书中有一个非常有名的比较，他对比了下面两个句子：

　　1. 国王死了，然后王后也死了。

　　2. 国王死了，然后王后悲伤而死。

这些句子不属于同一个情感世界，也不属于同一个定义。福斯特说，第一个句子是叙事，而第二个句子是一个情节。两者有什么区别呢？第一个句子简单地描述了一个报纸记者可能会写的事实：这个发生了，然后那个发生了。而第二句话描述了把两个人联系在一起的"关系引力"，它仅用一个词就揭示出了一个"情感星系"。这种深刻的观点使一切都变得不同。

根据作家珍妮特·伯罗薇（Janet Burroway）的说法，"叙事是讲述者按时间顺序记录的一系列事件，而情节是一系列经过刻意安排的事件，以揭示其戏剧性、主题性和情感意义"。

学者们花了几十年时间试图了解究竟是什么把叙事变成了情节。他们的结论是，情节是一个具有戏剧性结构的叙事。因此，下一个问题就变成：这个结构是由什么组成的呢？

混乱再次出现。文学理论家认为，所有的情节都存在基本的结构元素，但人们对这些结构元素到底是什么并未达成一致，甚至有多少个这样的结构元素也尚无定论。你可以找到宣称有 7 个元素、20 个元素甚至 31 个元素的文章。一个名叫古斯塔夫·弗莱塔格（Gustav Freytag）的剧作家设计了一个只有 5 幕的戏剧结构，这一五幕剧随着时间的推移而展开，基本上是一个紧张－释放的模式，由于一些奇怪的原因，它被称为"弗莱塔格的金字塔"（尽管它看起来更像一个倒置的平方根）。

在定义叙事这一方面，现代行为学家并没有比前人做得更好。有些人将叙事定义为"有心眼儿的代理人"之间的互动，其中不少内容符合心理推测能力。有些人将叙事描述为具有时间印章的因果关系的事件，例如前文提到的女王之死。一些神经科学家认为，叙事处理与一种叫作情节记忆（episodic memory）的认知工具有关。这个小工具就像电影剪辑师一样，可以把特定的经历分成更容易储存的片段。

以上这些研究工作都遗漏了许多细节，而这些细节有可能被证明对叙事这一概念是至关重要的。

然而，叙事无论变成什么，似乎都不是转瞬即逝的。我们甚至认为我们知道大脑中处理叙事的脑区，具体是什么取决于你如何定义叙事。

当最终到下定义阶段时，我不得不举起双手，向另一位作家投降，他是我认识最伟大的故事讲述者之一——艾拉·格拉斯（Ira Glass）。他是著名的电台主持人，也是一档获过奖的长寿播客《美国生活》（*This American Life*）的主持人。

格拉斯说，叙事"就像乘坐在一列有目的地的火车上"，在终点，"你会有所发现"。

在科学能够为叙事做出更精确的定义、确定其内部运作方式并描绘出其机制之前，即使对我这样一个挑剔的科学家来说，格拉斯这个美妙的小想法也足以解惑了。

大脑会模仿叙事

当大脑检测到一个叙事时，会发生什么呢？研究表明，大脑会像弹球机一样亮起来，而且是以一种非常协调的方式。多年来，研究人员一直在努力地辨别，当大脑体验到叙事时，大脑中哪些区域会被激活。

一个公认的发现是关于大脑注意力系统的激活。当大脑认为叙事正在形成时，注意力系统就会进入高度警戒状态。而与之相对的对照组接受的是心算任务，他们的注意力系统未进入警戒状态。这可能解释了为什么在演讲过程中，叙事会成为强大的注意力钩子，而统计数据则不会。

但注意力网络并非唯一一个受到叙事刺激的脑区。大脑的语言区也出现了类似的电活动激增。运动区也是如此，特别是模仿叙事中动作内容的区域。负责解释触觉、视觉和嗅觉信号的区域也是一样。例如，仅仅阅读"肉桂"这个词就会刺激大脑中解读嗅觉信号的区域。一旦大脑的组织吸收了叙事的元素，大脑就会开始模仿它。

科学家称这种模仿为叙事传输。当一本好书告诉我们应该去一个地方时，大脑就会为之换取一张头等舱的火车票。换取火车票的代价不大，只需阅读那本书。尽管这列火车只是由书页上的文字组成的，大脑还是被愚弄了，以为这列火车真的要去那个地方。这可能就是为什么我们在阅读时经常会进入想象状态，想象自己身处文字里描述的地方。因此，"叙事传输"至少是一个描述准确的术语。

当大脑在经历有关教育的叙事时，还有另一个神经过程也会受到刺激。当大型神经网络亮起时，它就会引起房间里记忆研究人员的注意。这是因为多年前他们发现了一个信息处理原则：在学习的时候，受到刺激的神经网络越多，学习就越有效。例如，如果你在一个系列课程中简单地在进行视觉演示的同时加入一个音轨，那么听众掌握演讲内容所需的上课次数就会减少60%。如果你能调动其他感官，例如嗅觉、味觉或触觉，那么你的讲课效果会更好。关于记忆接入点的观点认为，多感官体验之所以如此有效，是因为你学习时刺激的区域越多，创造的记忆接入点数量也就越多。这些接入点可以让以后的记忆检索变得更加容易。

这预示了一些简单的事情。如果叙事在学习的时刻刺激了大脑里的许多区域，那么在学习结束之后，叙事应该也能提高记忆保留率吧？

答案是肯定的，尽管这并不是一个简单的故事。

叙事——记忆的"超级胶水"

为了更好地解释这一切，我想描述一下发生在我年轻时的一件事。当时我刚读完《指环王》三部曲，读到最后，我激动地哭了。书中展现的画面、传说、学识和世界架构都是我前所未闻的。在那一刻，我记得我向上天祈祷，当我死后，我不想去天堂，我想去中土大陆。

当年我在脑海中勾勒出的画面至今仍然伴随我左右，它们的价值亦然。事实上，我非常珍视它们，我已经发誓永远不看电影版的《指环王》(*The Lord of the Rings*)。我遵守了这一承诺，这让我的家人感到非常懊恼。我只是不忍心让导演彼得·杰克逊（Peter Jackson）拍摄的画面干扰我脑海中的世界。那些记忆是宝贵的、不可磨灭的。

增强记忆，正是叙事对人们的影响。故事不仅能够抓住我们的注意力，通常还能够给我们来上一滴"超级胶水"，让信息变得超级黏稠。从斯坦福大学到纽约的实验室，众多研究团队都对这种信息黏性进行了测量。

美国帕洛阿尔托市的丹·奇普（Dan Chip）和丹·希思（Dan Heath）兄弟在商业课上做过一个著名的实验，实验内容是让学生们做演讲。具体来说，学生们的任务是说服他们的同事，非暴力犯罪是或不是一个问题。他们有一分钟的时间来完成这一任务。随后，研究人员对听众们进行了记忆保留率测试。希思发现，在 60 秒的演讲中，平均出现 2.5 个统计数据。只有 10% 的演讲者使用叙事来说服听众。当评估记忆保留率时，全班只有 5% 的人能记起某个统计数据，但 63% 的人能记得叙事。

杰罗姆·布鲁纳（Jerome Bruner）是发展心理学领域的权威专家之一，他也提出了关于叙事的观点。布鲁纳是一位认知心理学家，学术兴趣非常广泛，从婴儿的大脑发育到教育都有涉猎，晚年专注于研究叙事在认知中的作用。他对记忆和讲故事的研究多次被引用。以下是获奖记者加亚·文斯（Gaia Vince）引用布鲁纳的一段话：

> 一项研究表明，通过讲述故事传递的信息更容易让人记住，记忆效率提高了 22 倍，因为大脑的多个区域都因叙事被激活了。

大脑中的叙事工厂

在上面那段话中，"大脑的多个区域"指的是什么呢？许多大脑科学家正在努力了解叙事处理背后的神经基础。记忆如此深入地参与叙事处理的事实给了科学家一些线索。为了理解这些线索，我们需要讨论大脑是如何制造不同类型的记忆的。

请注意我使用了"不同类型的记忆"这个表述，而不是单一的、包罗万象的"记忆"一词。这是因为我们的大脑中存在多种记忆系统，其中大部分以半独立的方式运作。你对此感到惊讶吗？回忆乔治·华盛顿是一位美国总统和记住触摸热炉子会烧伤你，是在不同的大脑区域进行处理的。而且处理这两种记忆的脑区与记住如何骑自行车的脑区也不相同。

哪些记忆系统参与了叙事处理呢？研究人员认为，至少有两种类型的记忆系统是必要的。一种是语义记忆，即对事实和概念的记忆。你能够知道昨天参加的活动是你最好的朋友的婚礼，并且他们在婚礼上提供了巧克力蛋糕，这就是语义记忆。另一种类型的记忆是前面提到的情节记忆，即对涉及特定人物在空间和时间上互动事件的记忆。你能够回忆起在你朋友的婚礼上谁先走过红地毯，牧师何时开始主持，招待会在什么时候举行，这些都属于情节记忆的范畴。

这两个记忆系统能帮助我们理解大脑如何处理叙事，至少从记忆系统的角度来看是这样。然而，这并不能说明实际的叙事处理发生在大脑的哪个区域。研究人员迈克尔·加扎尼加（Michael Gazzaniga）①因为发现在大脑特定一侧的认知功能而出名，大脑的这种现象被称为功能偏侧化。例如，你创造和理解言语的能力位于你大脑的左侧，你理解言语的情感内容的能力则位于大脑的右侧。

加扎尼加认为大脑拥有一个叙事工厂，一个故事发生器，并且这一叙事工厂也具有类似的偏侧化特征，叙事工厂主要由大脑左侧负责。他称这个工厂为"解释者"。它有一个聚合功能，能将事实片段与大块的时间结合起来，用以制造一个故事。

奇怪的是，那些让我们成为我们自己的叙事，即我们个人的故事，也包括在其中。虽然这听起来有点儿像意识或者其他什么类似的东西，但许多叙事处理功能深深扎根于让我们成为我们的原因之中。科幻小说作者特德·姜（Ted Chiang）很好地表述了这一想法：

> 人是由故事组成的。我们的记忆不是我们生活中每一秒钟的简单积累，它们是由特定时刻组合起来的叙事。

---

① 迈克尔·加扎尼加是当代著名思想家、美国国家科学院院士、美国艺术与科学院院士、美国加州大学圣巴巴拉分校 SAGE 心智研究中心主任、认知神经科学研究所创始人兼主席。他的主要成就之一是让生物学与心理学"联姻"，开创了认知神经科学领域，因此他也被誉为"认知神经科学之父"。著有《意识本能》《人类的本质》等经典作品，上述两本书的中文简体字版均已由湛庐出品、浙江教育出版社出版。——编者注

顺便说一句，没有人教我们如何构建这些叙事。我们似乎既能自动构建故事，又能自动依赖故事。也许这些能力是天生的，是在我们意识之外的事情。

叙事是如何进化而来的

大脑自动形成并依赖故事的能力是进化论学家的兴奋点。因为这表明在特定的认知技能上同时存在着选择性的、非选择性的压力。但这里面有一个难题：《指环王》三部曲所体现的那种创造能力，即创造假想场景、画面和人物的能力，可能会给远古时代我们那不识字的、野蛮的大脑带来什么样的生存优势？

进化论家们自有他们的解释。第一种解释是我们熟悉的效率论。我们已经观察到大脑是多么喜欢节约能源。如果叙事性信息能让大脑的记忆力提高22倍，那么大脑支付给它们的检索费用就比检索记忆效率差22倍的信息时要少。咔嚓一声，生物能量的收银机响了。

第二种解释是关于非遗传的、代际间的信息传递。理论家认为，古代的故事可能和现代的故事一样，包括了对部落制度知识的说明。这些知识可能包括社会习俗，例如结对子的仪式，关于寻觅食物、狩猎协调或战胜敌人的解释。所有知识都可以通过篝火旁的一个简单故事传授给下一代。如果另一种传递方案是要等待数百万年让DNA来做类似的、不那么精确的工作，那么叙事就显得特别有用。

也许最令人信服的原因是，大脑坚持把叙事作为一种有用的进化机制，这与我们在第1章中提到的某个概念有关。还记得心理推测能力吗？心理推测能力是一种认知工具，它使我们能够理解他人的意图和动机。心理推测能力最耐人寻味的特点之一是它能够帮助我们领悟一些不容易被五官感知到的信息。意图毕竟不是一个可见的身体部分，它需要我们用想象力来感知。理解故事中的主要人物也是如此：我们会设想自己处于他们的视角，这是叙事传输的情感版本。在有能力的写作者手中，这种对视角的把握能够让我们感受到人物的过往对他们的影响，理解他们现在的行为，想象他们的未来，甚至预测我们在类似的情况下会如何表现。

关于叙事和想象力之间的联系，美国全国公共广播电台（National Public Radio，NPR）对作家罗伯特·斯沃特伍德（Robert Swartwood）的一次采访给我上了一堂课。斯沃特伍德曾经让人们尝试用 25 个英文词语或更少的文字写出一部完整的小说，并将其中他最喜欢的作品收集到了一本名为《微小说》（*Hint Fiction*）的文集中。在这本文集的"生与死"一节中有这样一篇小说：

黄金岁月

作者：伊迪思·珀尔曼（Edith Pearlman）

她：黄斑病①。他：帕金森病。她推着，他指挥着，他们走下坡道，越过草地，穿过大门。车轮向河边滚动。

这个小片段之所以精彩，是因为大脑有能力填补文字之间描述的负面空间。将心理推测能力与我们对叙事的喜爱结合起来会产生强大的力量。

而研究人员认为，这种想象力的作用不仅限于让小说迷兴奋。从进化的角度来看，它还让我们在进行真正的社会互动之前，能够有效地模拟练习社会互动。我们可以锻炼在关系和合作方面的技能，而不用担心在现实世界中出错会导致的后果。这些技能是我们生存所迫切需要的。用研究人员基思·奥特利（Keith Oatley）的话说，故事可能充当了关系的"飞行模拟器"，让我们能够据此磨炼出学习如何与对方相处的关键技能。

---

① 黄斑病是一种眼底视网膜病变，严重时可致失明。——编者注

如果这是真的，那么在 10 分钟的非叙事内容之后，明智地使用叙事不仅是一个好主意，而且几乎是一个必选项。毕竟，与数百万年前的偏好做斗争是很难的。

双重编码理论

另一个存在了几百万年的问题是人们在演讲过程中会用到另一种感官——眼球。在注意力研究领域，研究人员会观测被试在看什么，然后问他们为什么要这样做。这样的研究有一段很长的历史，它甚至包括婴儿研究。正如你可能记得的，从婴儿身上提取注意力信息的一个有效方法是观察他们的目光，然后测量目光凝视持续的时长。他们盯着某个东西的时间越长，就越有可能对这个东西感兴趣。

这种凝视和兴趣的关联甚至还有一个成人版本。米尔格拉姆在 20 世纪 60 年代末发表了一篇论文，描述了社会互动和凝视。迄今为止，这仍然是唯一一篇让我在阅读时笑出声来的研究论文。米尔格拉姆招募了一些演员，让他们站在一个拥挤的街角，要求他们抬起头盯着一栋大楼的窗户看。米尔格拉姆想知道这是否能够让陌生人停止手头的事情，然后盯着演员们看的那扇窗户看。米尔格拉姆的发现是令人震惊的。人们真的停下来盯着看了。在角落里安排的演员越多，人们就越有可能效仿。两个演员会让 50% 的路人抬头看，而 15 个演员则会让 80% 的人抬头看。这一著名实验的重复性实验发现了类似的结果，尽管复制行为要少得多，而且当增加更多的演员时，效果并没有发生那么多变化。

重要的一点是，我们用眼睛看哪里、怎么看，都会透露出一些关于我们正在关注的东西的信息。这一点和我们的年龄无关。

我们已经讨论过演讲时如何通过内容和结构来吸引及保持听众的注意

力，但它们主要是关于言语信息的。我们遗漏了视觉体验。对大多数商务人士来说，视觉信息意味着幻灯片。那么，大脑的视觉处理中心是如何处理幻灯片的呢？

解释大脑如何处理 1280×720 像素发光块呈现出来的视觉信息，远远超出了本书的范围。幸运的是，我们不必这样做，因为学界已经有一个非常有影响力的观点，即双重编码理论，它几乎就是为幻灯片量身定做的。双重编码理论是由已故的心理学家艾伦·派维奥（Allan Paivio）提出的，他恰好也是一名健美运动员。

派维奥的研究观点像他的肌肉一样有力，他认为，存在两条独立的大型信息学习通路。一条通路储存言语输入，他称之为"词源通路"。另一条通路储存视觉输入，他称之为"图像通路"。当一个人边听音频边看一个幻灯片演示文稿时，大脑必须立即判断它所感知的是两类信息中的哪一类。然后，大脑会将信息传送到适当的处理渠道。例如，如果一个人听到"电子表格"这个词，该信息就会流向词源通路。而如果一个人在幻灯片上看到一张内容为电子表格的图片，该信息就会流向图像通路。

图像优势效应

派维奥认为，这两条通路虽然不同，但会像青少年之间互发短信一样互相交流。它们采用的机制当然与智能手机无关，而是源自神经细胞。它们会使用一种叫作参考性互联的机制，即存储在一个通路中的信息触发了存储在另一个通路中的类似信息。例如，凝视猛禽的图片可能会触发"老鹰"这个词，或者"亚特兰大老鹰队"，或者"篮球队"。总之，图像商店会激活词源储藏室里的物品。

有证据表明，相较于词源信息，图像信息更善于创造参考性互联，这对幻灯片用户来说有直接的影响。为什么这么说呢？因为这有助于解释一种叫作图像优势效应（pictorial superiority effect，PSE）的东西。

图像优势效应的核心原则是图片比文字能被人们记得更牢，而且几乎不论你如何定义"记得更牢"都是如此。这一点已经在项目再认测试、配对联想学习测试、连续回忆或重建测试、自由回忆测试中得到了证实。有大量鲜为人知的心理测试证明了图像优势效应，其列表似乎无穷无尽。此外，由图像获得的记忆也更加稳定。一项实验表明，在被试初次接触到特定的刺激数十年后，图像优势效应发生时的图像仍保留在被试脑海中。大脑处理一幅图像的速度也很快，即使眼睛只看了 13 毫秒，大脑也能处理。

关于图像优势效应的一个例子是 1964 年民主党人林登·贝恩斯·约翰逊（Lyndon Baines Johnson）和共和党人巴里·戈德沃特（Barry Goldwater）之间的总统竞选。戈德沃特是个"鹰派"，支持通过军事侵略来确保美国在世界上的主导地位，他也因此而闻名。约翰逊的竞选团队决定利用戈德沃特的这一声誉来攻击他。他们充分地运用画面的力量，制作了历史上最著名的政治广告之一。

广告中，一个小女孩在一片花田中扯着雏菊花瓣，一片一片地数着，背景是鸟儿在歌唱。当她数到"9"时，她突然抬头。一个男声说"10"，然后开始了倒计时程序。当这个声音数到"0"时，画面变成了一场可怕的核爆炸。这时一个画外音响起，约翰逊说："这就是赌注，我们必须创造一个让上帝的所有孩子都能生活其中的世界，否则世界就会陷入黑暗。我们必须彼此相爱，否则就会面临死亡。"这时，标语出现了："11 月 3 日投票给约翰逊总统。赌注太大，你不能待在家里。"

在这则竞选广告中，在人们还没有弄清广告内容之前，一个强有力的、有意义的视觉信息就已经呈现在观众面前。这是一个典型的先图后文的例子，更是一个关于图像优势效应的典型例子。

你如何将关于图像优势效应的发现应用到你的演讲当中呢？你应该尽量在你的幻灯片中使用图片。再说一遍，图片比文字能更好地创造记忆，也能更好地稳固记忆。它是一种更有效的信息传递手段，它的影响力确确实实抵得上千言万语。

但并非任何一张图片都能做到这一点。我们已经知道图片的某些特征会让它们更容易被关注、被记忆。其中两个特征如下：

1. 让图片（或物体）移动

我们对运动中的物体会给予很多关注。如果物体出乎意料地改变了方向，那就更加引人注目了。

2. 改变图片的特征

对于突然改变颜色、改变亮度的物体，我们会给予大量的关注。此处的亮度指物体反射的光的强度。如果一个物体突然出现在我们的视野中，我们同样也会给予其大量的关注。

为什么我们会对图片属性的变化如此重视呢？这里同样有进化方面的解释。考虑一下运动：在塞伦盖蒂大草原，许多对我们来说很重要的经验都与运动有关。草地上有沙沙的声音吗？那可能有一个埋伏的捕食者。河流里有一个突然飞溅起来的水花吗？那可能有一条美味的鱼。我们的大脑能够精细地探测到两方面的变化：生存和食物。

这又一次证明，我们已经把我们的进化倾向直接拖进了 21 世纪，而我们现在要把这种进化倾向直接放到幻灯片的中间位置。

"喝醉"的眼睛

美国军方以制作幻灯片而闻名。这些幻灯片非常复杂，有数百条线连接着几十个术语，就像一棵大树下盘根错杂的根系。其中几乎总是有太多文字、太多视觉信息，总之有太多太多的东西。我们来看一个例子——一张堪称传奇的幻灯片，标注为"综合国防采购、技术和后勤生命周期管理系统"（看之前，请准备好接受排山倒海般的文字暴击）。这张幻灯片由几十个方框组成，方框上面写满了潦草的英文，字迹小到无法阅读，信息多到无法理解。

这样的复杂性是荒谬的，甚至是可笑的。当一张描述阿富汗战斗动态的极为复杂的幻灯片被展示给战争指挥官斯坦利·麦克里斯特尔将军（Stanley McChrystal）时，麦克里斯特尔调侃道："当我们能理解这张幻灯片时，我们可能已经赢得了这场战争。"

那是在 2009 年。12 年后，美国从阿富汗撤军了。

如果你认为太多的文字代表了太多的信息，而这些海量的信息又是大脑根本无法吸收的，那么你就与科学论文同行评议的观点一致了。大多数研究图像优势效应的实验包括一种比较，比较对象的双方分别是图片和以文字形式呈现的类似刺激。这些实验的结果很一致，文字信息总是处于劣势。

为什么文字如此难以理解？研究表明，至少有两个主要原因。第一个原因与一个误见有关。

很多人认为阅读的方式与打字的方式是相同的，一次一个字母，一次一个词，步调一致，连续且按次序进行。研究人员过去也是这么认为的。这种线性想法甚至拥有自己的名字——"阅读的序列识别模型"（the serial recognition model of reading）。

但这种观点很快就被证明是错误的。当可靠的眼球追踪技术问世后，研究人员很快就发现，眼睛就像一个士兵，而且还是一个喝醉了的士兵。它会从第一个词开始阅读一个句子，然后突然一个趔趄跑到句子的中间，在此它会做短暂停顿以阅读这里的一些词。之后眼睛可能会回头并停顿，再次看一下靠近句子开头的单词，然后再跳到句子的结尾。现在明白我为什么说眼睛"喝醉"了吗？我们把眼睛的前跳称为扫视运动，后跳称为退行性扫视运动，而停顿则称为注视点。你能读懂一个句子、一本书的唯一原因是：眼睛的净运动总体上是朝着作者意图的方向移动的。

在阅读我写下的这些句子时，你的眼睛正在做这件事。奇怪的是，在这位醉酒士兵踉踉跄跄做出的诸多行为中，只有一部分是阅读任务中的关键。字词识别主要发生在注视点，即当眼睛安定下来的时候。这就意味着文字的感知只发生在眼睛停止跳动的时候。这导致了一个令人不安的结论：当你的眼睛在跳动时，从视觉功能上讲，你是一个盲人。

阅读不是单一的过程

你可能会想到，这种醉汉式的眼睛运动会让阅读变得很累，事实也确实如此。但接下来的讨论会让你觉得事情变得更加糟糕。这主要是由一个至今尚未完全解决的小争议引起的，但它应该能够说服你尽量减少幻灯片上的文字数量。这场争议与你高度适应化的大脑极限有关，而它聚焦的现象正是文字难以理解的第二个原因。

我们会日复一日、年复一年地看到许多相同的词语。想想看，单单是"这"这个词，你今天就读过无数次了。你或许会认为，高度适应化的大脑会让我们不去看熟悉的单词中的单个字母，因为大脑意识到我们以前见过这些熟悉的单词，所以会让我们继续前进。只有当一个词不熟悉时，我们才会停下来检查其组成部分。

但这恰恰与实际情况不符。大脑仍然必须分别检查每个单词中的每个字母，无论熟悉与否。研究人员德博拉·穆尔（Deborah Moore）说：

　　你可能会认为，我们多年来一直在阅读图书、海报、电脑屏幕以及各种包装，这都会训练我们的视觉系统，使其一眼就能识别常见单词，并不需要识别构成单词的字母这一中间步骤……然而事实并非如此。除非我们能单独识别一个词的单个字母，否则这个词是无法被识别的。我们的阅读效率受限于必须严格且单独地检视某些简单的特征这一瓶颈。

然而，这并不意味着熟悉程度不重要，这就是我们之前提到的小争议所在。这一小争议集中体现在你可以阅读以下句子的能力上：The oredr of inidvidual leettrs in a wrod deosn't raelly mttaer. 需要注意的是，句子中许多单词内部的字母顺序是混乱的。

我们可以理解这个句子，这是一个事实。研究人员把这一事实当作一个证据，可以表明大脑不必先识别单词里的单个字母就能够识别整个单词。这是否与穆尔的研究结果背道而驰呢？

有可能。然而，很可能在大脑忙于检查单个字母的同时，也在与类似的、以前遇到过的单词进行比较。大脑可以不费吹灰之力地阅读杂乱无章的句子，但前提是第一个和最后一个字母的位置是正确的。如果有强大的上下文线索，则可进一步提高阅读效率。这可能意味着在我们阅读时，在大脑里，字母检查、熟悉度检查和上下文分析是同时进行的。

不管这个小争议最终会如何解决，有一个结论是非常明显的：阅读文本需要大量的努力。当我们阅读文字时，许多过程必须同时进行。而且，我们必须使用醉酒士兵般的眼睛在文字上面扫视，努力让文本变得有意义。

如何提高阅读文字的效率

那么，这在实践中意味着什么呢？关于如何制作有效的幻灯片，我已经提出了很多建议。有些建议虽然来自经验而不是实验室，但很有见地。我列出了我认为值得注意的 5 点。虽然其中有些来自趣闻轶事，但这些趣闻轶事并非不可信。大多数幻灯片制作建议的目的是将观众阅读文本字符串所需的努力降到最少，这可能是因为阅读文本会浪费人太多精力。

建议 1

将特定字体的大小保持在 24 磅。

建议 2

限制一张幻灯片上的文字数量。一些专业人士建议，最多 30 个英文单词，不超过 6 ～ 8 行。

建议 3

注意每一行文字的长度。一个文本串大约应该有 78 个字符。这样可以确保眼睛固定在所谓的"扫视拍"(scan pat) 上。"扫视拍"是一种认知路径，可以避免思维在阅读中迷失方向。

建议 4

混合使用小写字母和大写字母，这意味着如果你要写一个很长的文本，就要让键盘上的大写锁定键保持关闭状态。人们阅读小写字母的速度要比阅读大写字母的速度快。阅读混合大小写字母的速度始终要比阅读全大写字母的速度快 5% ～ 10%。

建议 5

在所有幻灯片上，请使用无衬线字体，而不是有衬线字体。你可能还记得以前在设计课上的所见，有衬线字体就像是正常字体上多了许多小的装饰，例如有直线或曲线从单个字母上垂下来。在视觉上，有衬线字体几乎总是更加复杂。Times New Roman 是有衬线字体的一个佳例。

无衬线字体是没有装饰性衬线的字体。Helvetica 是无衬线字体的一个佳例。眼球追踪实验表明，人们阅读无衬线字体要比阅读有衬线字体更快、更准确。阅读无衬线字体时，人们的退行性扫视运动发生的次数更少了，退行性扫视运动也就是眼睛不知疲倦地做的那些后跳。

有趣的是，虽然这个建议对短文本来说适用，但对大段文字来说并不适用。至少在纸上，相比于无衬线字体组成的大段文字，人们能更好地处理有衬线字体组成的大段文字。但是，由于大段文字不应该出现在幻灯片上，而幻灯片也不是由纸张组成的，所以这一论点只是为了论述的完整性而添加的，并不适用于幻灯片。

随着相关研究的日益成熟，将来我们可能会提出更多的建议。现在，让我们先总结一下下周一该做什么。

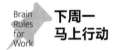

**下周一
马上行动**

假设你要做一个 60 分钟时长的演讲，那大脑和行为科学会告诉你应该怎么做呢？

第一，大脑和行为科学会告诉你应该抛开 60 分钟演讲这个概念。你应该分成 6 个 10 分钟的演讲去讲述你的想法。考虑到第一印象的快速性和稳定性，你应该在一开始就准备好一些具有说服力且会让人记忆深刻的表述。这些表述最好与你和你的演讲主题有关。

第二，在演讲开始后 10 分钟处要有一个钩子。这个钩子应该是情绪化的、和主题相关的，而且短小。如果你能将钩子转化为故事，则效果更佳。

第三，要注意你演讲中的视觉呈现，对大多数人来说，这指的是幻灯片。每张幻灯片中的图片应该远远多于文字。如果你能把图片做成动画，那就更有优势了。

但是，到目前为止，我忽略了一个可能会改变未来演讲方式的内容。本章所描述的每一个实验几乎都是在疫情之前完成的。在那时候的工作场景里，我们不会总是依赖 Zoom 来做演讲。

由于疫情，许多人不得不以线上的方式进行演讲。对于一些人来说，这只是暂时的改变。但是，如果你发现你要长期地、永久地通过电脑进行演讲，那么科学是否能告诉你需不需要接受本章所给出的任何建议呢？答案是，没有人知道。即使考虑到疫情对远程互动的广泛影响，关于远程学习和互动的研究也仍然非常薄弱，尤其是与面对面演讲的相关研究相比。我们能参考的只有个人观察结果。我将用我自己的一些看法来结束本章。

自 2020 年春天以来，我已经做了几十个远程讲座和演讲，我也因此做了一些改变。我发现，在远程演讲中，每隔 5 ~ 7 分钟就有一个钩子，效果会更好。我也使用了更多的幻灯片，或者至少每张幻灯片都使用了更多的动画演示。这些演示总是包括运动中的物体，每隔 10 秒左右就会出现一些视觉变化。

然而，我并没有完全改变做法，因为有些事是永远不会改变的。大脑仍然喜欢图片，仍然渴望故事，仍然认为运动意味着食物或恐惧。毕竟，我们不可能仅靠一场大流行就击退数百万年的进化。

本章的讨论从一个软饮料的广告开始，而它能吸引你的注意力并非偶然。这么多年过去了，就算现在的你不得不忍受一些俗气的 20 世纪 70 年代迪斯科舞曲来感受这段广告，它仍然可以吸引住你。

> ## 66　本章小结

演讲

▼当你要演讲时，切记第一印象很重要。确保你演讲的第一句话令人印象深刻。

▼你有 10 分钟的时间来吸引观众。10 分钟后，如果观众还没有参与进来，那么要让他们注意你的演讲就变得更难了。到了第 13 分钟，如果你还没有吸引他们，你就不会再吸引他们了。

▼情绪会使大脑优先处理哪些输入信息呢？

▼带有情绪诉求的刺激有助于让听众注意你的演讲，并且能够让更多的信息保留在听众的记忆里。最有力的诉求是与威胁、生存、性（最好是性的结果，如孩子）、幽默有关的情绪。

▼每隔 10 分钟左右，就在你的演讲中穿插情绪化的刺激或钩子。这些钩子需要挖掘听众的情绪，需要简短且与主题相关，并且要有一个叙事性的结构。

▼相比于文字和声音，图像能更好地刺激大脑。有机会时，在你的演讲中加入图片甚至是简短的视频片段。

Brain
Rules for Work

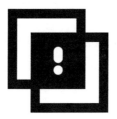

08

大脑讨厌生存威胁

任务冲突、关系冲突和价值冲突是工作中常见的三种冲突类型，都是因为大脑感受到了生存威胁！一支笔的干预立马有用。

1969 年的春天，美国公共电视面临命运攸关的抉择。时任美国参议院通信小组委员会主席的参议员约翰·帕斯托（John Pastore）对公共电视的价值不以为意。他盯着公共广播的未来预算，准备砍掉其 2 000 万美元的补贴。

因此，当时的广播界官员感到恐慌是可以理解的。让人高兴的是，他们还有一个秘密武器，那就是儿童电视节目《罗杰斯先生的邻居》（*Mister Rogers' Neighborhood*）的传奇主持人弗雷德·罗杰斯（Fred Rogers）的谦逊形象。广播界官员们邀请罗杰斯到通信小组委员会演讲，希望他的话语能够拯救公共电视。而接下来发生的事情堪称一堂关于管理冲突的大师级课程。

罗杰斯首先描述了做一个孩子的感觉，以及他的节目与之相关的情况。"我们处理的是孩子童年时期的内心戏等问题。"他表明此意。他进一步解释说，他花费几小时来教小家伙们如何建设性地管理他们炙热的情绪，例如处理和兄弟姐妹之间的冲突，以及在普通家庭情境下产生的愤怒。他指出，《罗杰斯先生的邻居》是很有价值的，因为这个节目清楚地表明，感情是"可提及的、可管理的"。这个节目还描绘了人们是如何处理自身感受的，而由此产生的效果比一般电视节目描绘成人冲突所产生的效果更好，毕竟在一般的电视节目中，成人冲突通常会动用拳头和枪支。

人们开始感受到房间里的奇妙变化。罗杰斯那温和仁慈的善意和稳定的情绪在整个会场中传播开来，就好像罗杰斯是他们的牧师，而参议院会议厅是罗杰斯的教堂。他邀请参议员们通过他的演讲来体验这个节目，并要求他们作为"第三人"来听一听节目的内容。他宣读了一首自编歌曲的歌词，歌曲题为《你如何对待你感受到的愤怒情绪？》。那天，罗杰斯向整个房间的听众讲授了执行功能，特别是冲动控制功能，尽管他并未使用这两个词。

这一策略的效果比广播界官员们最大胆的预期还要好。当罗杰斯读完歌词时，帕斯托像融化的冰川一样。在承认自己起了鸡皮疙瘩之后，这位参议员说："我认为这很好。"他的眼睛里充满了泪水，对罗杰斯说："看来你刚刚赚到了你的 2 000 万美元。"房间里传来笑声，接着是掌声。

罗杰斯的互动说明了行为科学中的几个冲突管理原则，尽管他对此可能并不知情。我们将讨论其中的一些原则，以及它们背后的神经机制。我们也将做更深入的探讨，而不仅仅是停留在表面上的人际纠纷。在本章的后半部分，我们将探讨人类许多冲突背后更深层的偏见，这些偏见是人们在世界各地的工作团队中都会感受到的。它们十分强大，如果我们不加以解决，它们甚至可以持续几代人的时间，并决定数百万人的命运。

这是一个艰巨的任务，毫无疑问。我们将从简单的内容开始，首先来看几个定义。

3 种职场冲突

如何才能用一种有意义并且可测试的方式来描述冲突的特征呢？我们有许多冲突的形式可以选择。小说家认为有 7 种不同类型的冲突，而心理学家认为有 4 种。这些冲突有内部冲突，例如我吃不吃这个比萨饼，有外部冲突，例如我是否发动这场战争，还有亲密伴侣之间的冲突，也有完全陌生的人之间的冲突。鉴于本书的主题，这里我们将只讨论发生在工作场所的冲突。我将把饮食诱惑、武装冲突、夫妻吵架和酒吧争斗留给另外一本书。

社会心理学将冲突定义为："对于各自持有的观点、愿望和欲望，各方都感觉到了不兼容。"在工作场所，这种冲突变成了人与人之间的冲突。它经常发生在需要双方来共同完成一些项目的人之间，以及讨厌这个事实的人之间。

哈佛大学法学院定义了员工之间 3 种类型的冲突行为，它们都发生在工作场所之中。每一种冲突行为都包含了上述定义的某些要素。

第一种类型的工作场所冲突为"任务冲突"。当员工不能在工作任务相关的问题上达成一致时，任务冲突就会发生。例如，员工在如何完成一项工作（方法）的问题上意见不一致；员工在谁能最有效地完成工作（任务分配）的问题上意见不统一；员工在需要多少人力和资源才能完成一项工作（资源分配）的问题上意见不相同。这些都是相对简单的冲突，因为这些问题通常都是具体的、清晰可见的。当然，简单并不等于容易解决。

第二种类型的工作场所冲突为"关系冲突"。当员工因为以下原因发生冲突时，关系冲突就会浮现：思考方式、工作风格、个性癖好，甚至审美观点的不同。由于员工在选择工作伙伴方面往往没有什么发言权，可能会出现习得性无助，并且其症状会因为薪水因素而变得更加糟糕。

第三种类型的工作场所冲突为"价值冲突"。这种形式的冲突包括伦理、道德、信仰方面的冲突，甚至员工的生活方式也会被卷入冲突之中。价值观是大多数人的强大力量，是他们身份的内在组成部分。事实上，价值观常常存在于一个人的宗教偏好或政治观点之中。因为价值冲突通常会与个人密切相关，所以可能非常粗暴，其中公开的敌意也很常见。价值冲突甚至可能成为有害偏见的源头，我们将用几段文字讨论这个问题。

冲突情绪背后的大脑

　　虽然任务冲突、关系冲突和价值冲突代表了不同的体验，但三者有着共同的神经学特征。当大脑感觉到冲突迫在眉睫时，无论面对的是哪种类型的冲突，它都会把生存回路调集到前线。这些神经回路最终会产生情绪，而这些情绪足以影响生产力。飞利浦公司的前董事会主席科尔·布恩斯特拉（Cor Boonstra）是这样描述情绪在冲突中发挥的作用的：

　　　　公司是人类情绪集中体现之地。有时你想完成某件事情，但你意识到这并不会实现。随后，一波又一波的情绪就产生了。组织中大多数冲突的发生就是因为情绪没有得到很好的控制。

　　哪些类型的情绪"不能得到很好的控制"呢？哪些大脑区域参与了冲突的情感体验呢？布恩斯特拉指的是负面情绪，是由不满、不信任、愤怒和恐惧组成的坏情绪集合。这些感受是大脑激活生存回路而产生的副产品。在实验室里，这些感受很容易可视化，这主要是因为大脑在感知到危险时会调用所有的资源。事实上，大脑会把那些威胁我们生存的事物视为最重要的优先事项。当面临可能存在的危险时，大脑内会有两条通路同时处于高度警戒状态，一条称为快通路，而另一条称为慢通路。

　　快通路与杏仁核有关。杏仁核是一个体积不大、呈杏仁状的区域，它位于大脑中部的深处。杏仁核的功能之一是评估。在这个评估过程中，杏仁核会迅速决定是否真有什么事情需要担心。如果真有，这个"小坚果"就会命令大脑立即发出威胁警报，激活我们刚才提到的生存回路。激活发生的速度快如闪电，你甚至不会意识到自己正在做出反应，正因如此，这一通路被称为快通路。这意味着你面对威胁时做出的反应是不受你意识控制的，至少在初期是这样。

　　好在大脑面对威胁时产生的反应并不会一直如此，这是因为威胁同时还刺激了慢通路。与慢通路有关的神经回路位于紧靠额头后面的皮质结构中。

当这些神经回路被激活时，它们会担当杏仁核的总检查员，去确认威胁是否真的值得做出更大的反应。大脑皮质如果同意杏仁核的威胁评估，就会命令杏仁核留在岗位上，并保持整个身体的警戒状态。这种评估会动用大脑皮质内大量的神经丛，这需要一定的时间，这就是为什么它被称为慢通路。

大脑里的天使和魔鬼

　　快通路和慢通路并不是大脑应对冲突时仅有的反应方式。当你为威胁做准备时，你也在对你的对手进行社会性评估。而你的大脑会以一种你可能会觉得尴尬的方式做出反应，因为它就像动画片惯用的一个套路。你可能已经看过这个套路很多次了，特别是在老版《乐一通》（Looney Tunes）的剧集中。主角需要做出一个道德决定，所以一个天使出现在了他一侧的肩膀上，而在另一侧肩膀上出现的是魔鬼。天使试图说服主角做正确的事，而魔鬼则主张向黑暗势力屈服。

　　面对冲突时，大脑也会招募属于自己的卡通幽灵，并在危险激活之初做出反应。假设现在你正在与你认为的敌人发生争执，你肩膀上的魔鬼会立即占据主导位置，而这会让大脑中一个叫作前脑岛的区域安静下来，即功能受到抑制。这是一个大问题，也是一个有点儿奇怪的问题。通常，岛叶接收的信息是你与周围世界之间的物理关系，就像一个内部的全球定位系统（GPS），以及你目前对这些物理信息的感觉，就像一个内部的精神病医生。显然，让岛叶安静下来会阻碍它执行自己的功能，尽管具体原因现在看来还有点儿神秘。

　　魔鬼没有就此收工。当岛叶开始失去动力时，另外两个大脑区域开始发力，它们分别是伏隔核和腹侧纹状体。伏隔核是参与多巴胺代谢的区域之一，而多巴胺是参与调节愉快情绪和奖赏的神经递质。腹侧纹状体主要参与决策，它也会使用多巴胺。与你有冲突的人的痛苦并不总是会引起你的恐惧，有时它确确实实会带来一个微笑。

就像我说的，魔鬼在你的一个肩膀上。

顺便说一下，如果深陷痛苦的人是你的朋友，就不会出现这种情况。那时，肩膀上的天使会占据主导位置。岛叶的神经功能也不会减弱，实际上岛叶的功能反而增强了，这让你能够确切地知道自己在哪里，以及你对周围世界的感觉如何。事实证明，冲突对人的大脑来说不是一种简单的体验。

解决冲突的两大基础行为

多年来，我一直在为波音公司提供咨询服务。我经常在波音的领导力中心做客座演讲。在那里，每当讨论设计工程、人力因素和认知神经科学之间的关联时，我都会感到非常愉快。

我在波音公司经常经历的一个冲突是，研发工程团队和他们的管理者之间几乎一直存在着紧张的关系，这种现象在以产品为导向的科技公司中是很常见的。双方经常会拿这一点开玩笑，其中一个笑话特别令人难忘。

有一个人站在热气球上，热气球悬浮在离地面 10 米的半空中。这个人对下面的一个工程师喊道：

"对不起。你能告诉我，我在哪里吗？"

"你在离地面约 10 米的热气球里。"工程师回答道。

"你一定是个工程师。"热气球上的人说。

"没错，"工程师说，"你是怎么知道的呢？"

"你告诉我的一切在技术上都是正确的，但对任何人来说都没什么用。"热气球上的人冷冷地回答道。

工程师也开始变得愤愤不平，他说："你一定是做管理的，先生。"

"我确实是。你又是怎么知道的？"

"很简单，"工程师回答道，"你不知道你在哪里，也不知道你要去哪里，但你希望我能够帮忙。在我们开始对话之前，你就处于现在的处境了，但现在这成了我的错！"

虽然这个笑话很有趣，但冲突的后果并不那么有趣，其影响可以迅速升级，并损害生产力。

我们可以做些什么来缓解这种紧张关系呢？显然，干预是很好的，书店里的商业书架上提供了大量的心理自助书，我们可以从中选择一些。这些书是否能够和波音公司工程师对话呢？换句话说，它们有效吗？

行为研究已经表明，某些干预措施确实相当有效，有时甚至效果显著。我们将研究其中的一些干预措施，包括改变观点的练习以及实际行动的练习（其中一项要用到纸和笔）。这些措施来自两个基础行为：共情和同情。它们都需要一个科学的定义。

共情和同情给人的感觉是相似的。但你可能会惊讶地发现，行为学家已经对它们进行了区分。共情是一种主观体验，这一点我们之前已经讨论过。而同情是一种帮助他人的愿望，通常会导致一种行动，这一点我们还没有讨论。同情是所有实际解决方案的核心所在。

这里有一个区分共情和同情的方法。假设在一次商务旅行中，你弄丢了酒店房间的钥匙，去前台咨询这一处境该如何处理。如果前台店员只用共情的方式来回应你，那么他可能会说："我很抱歉。你身处一个陌生的城市却无法进入你的房间，这也太可怕了。"然后他便转身去帮助另一位顾客了。虽然这种共情是一种很好的情绪表达，但它并不能帮助你摆脱困境，特别是在他只是表达了共情的情况下。然而，如果店员以同情的方式来回应，他可能仍然会共情，但他也会有提供帮助的愿望，而且这种意愿通常会转化为一种行动。"没问题，"他可能会说，"我再给你一把钥匙。"然后他递给了你一张新卡，解决了你的问题。

这种同情含有丰富的帮助成分。据此，你就可以区分共情和同情了。共情引发了一种感受的冲动，而同情则引发了一种行动的冲动。

我们接下来要讨论的步骤里充满了可操作的冲突管理理念。科学界称它们为"同情之举"，仅仅是因为它们以一种冲动行动的方式来帮助别人。

化解冲突的 3 步骤

现在我们来看 3 个以科学证据为基础的冲动行动干预步骤。它们都包括采取一种行动来处理情感问题。正如布恩斯特拉所认为的，冲突通常会产生负面的情绪反应。

然而，这些反应往往还有正面效果。有时候，它们是让事情变得更好的桥梁，是富有同情的回应的开始。这很关键。如果你不处理好情绪问题，你就很难与人和平共处。根据一位研究人员的说法，"情绪是冲突的关键因素……情绪调解了对冲突的看法或评价与冲突解决策略之间的关系"。

第一个基于科学证据的步骤与想象力有关，特别是你预测他人情绪的能力。第二个步骤则聚焦于你识别他人情绪的能力，这种能力使你可以验证你的预测是否正确。第三个步骤则是关于当你辨明情绪时，你对它的控制能力。注意，此处要控制的不是别人的情绪，而是你自己的情绪。

让我们从第一个步骤开始，逐一讨论。科学家称第一个步骤是"基于经验"。这一步骤要求你用想象力来推测并进而理解对方内心的情感生活。例如，对他人内心情感的感知可以来自纯粹的心理换位。比如，考虑一下换到他们的角色上是什么感觉。这种感知也可以基于过去与对方有关的经验，例如关于对方行为的记忆。你可以据此来推测他们的心理图谱。

第二个步骤是"基于表达"。这个步骤涉及你识别对方当下情绪的能力，而不是简单地在头脑中想象对方的情绪。

在一个引人注目的前后对照实验中，住院医生观看了一系列由行为研究人员开发制作、以共情为重点的视频。这些视频教授住院医生如何察觉患者面部表情的细微变化，指导住院医生了解共情的神经生物学基础，并向住院医生展示更有经验的医生与患者互动的片段。影片中医生和患者的生理反应都会被测量，测量结果会实时地显示在屏幕的一角，因此住院医生可以亲眼看到共情或非共情反应对患者身体的实际影响。

实验的结果是不同寻常的。

住院医生识别情绪线索的能力得到了极大提高，无论这种情绪线索是否微妙、是否以语音传递，结果都是一样的。住院医生的共情理解能力也得到了提高。最关键的是，患者对住院医生行为举止的满意度提高了，这项指标是用诊疗关系共情量表（Consultation and Relational Empathy，CARE）来衡量的。该量表就像一张报告单，在这张报告单里，患者对医生的共情和关系技能都进行了评估。在培训结束两个月后，住院医生在上述方面仍然有明显改善。

基于经验和基于表达的干预步骤都要求你在一段时间内忽略自己的心理。而第三个步骤也是最后一项干预措施，对你的要求却恰恰相反。

从自我沉浸到自我疏离

这个内向型的冲突解决方案包括你的外部行动，也就是同情会促使你去做的行动。你可能还记得，乐于助人是同情的标志之一，它引发了一个外部行动步骤。那么，你需要哪些以同情心为驱动力的行动步骤呢？

为了寻找答案，我们需要求助于社会心理学家詹姆斯·W. 彭尼贝克（James W. Pennebaker）。他是一名科学家，同时他也热爱文字，就像一些人热爱奶昔一样。他才华横溢的家人也喜欢文字。他的妻子露丝·彭尼贝克（Ruth Pennebaker）是一位著名的专栏作者和作家。他的女儿在华盛顿特区从事通信工作。尽管彭尼贝克是国际公认的行为学家，撰写了 300 多篇经过同行评议的论文，但他仍然在写书，例如《语言风格的秘密》（*The Secret Life of Pronouns*）。

我们很幸运，彭尼贝克仍然保持着对词汇的热情。彭尼贝克属于一类罕见的行为学家，他能够将象牙塔里的研究成果转化为大街上人人都看得懂的实用疗法。他最负盛名的成果可能是表达性写作，这是市场上最有效的人际冲突管理工具之一。当然，他写过很多这方面的作品。

彭尼贝克发现，写下困扰你的经历会让你在一段时间后不再受其困扰，但你必须以一种特定的方式和特定的周期来写。他的方法最初是为经历过创伤的人设计的。但人们后来发现，除创伤之外，它对经历过其他类型的痛苦情感的人也起作用，其中就包括急需解决冲突的人。这就是我们前文提到的 3 个冲突解决步骤中的第三个。

彭尼贝克的表达性写作也是转移观点的写作。为了理解这一点，我们需要谈谈自我沉浸和自我疏离这两种视角之间的区别。

冲突发生后最常见的经历之一就是反刍。这通常是一种幻想，你重新想象了冲突的情景，也许还会在脑海里重写冲突。这会让你看起来更好些，例如，事后回想时，觉得自己本该做出尖锐如利剑般的反驳。这种反刍总是以第一人称进行，也总是通过你自己的眼睛观看，研究人员称这种观点为"自我沉浸式视角"。研究表明，这种沉浸式的思考只会增加负面情绪，而且几乎不能解决任何问题。

　　好在伊桑·克罗斯（Ethan Kross）等行为学家们发现，在反刍阶段，你还有另外一个视角可以选择。假设当冲突发生，你头脑中的反刍"编辑"们开始以你的角度重写冲突时，你解雇了他们，会怎么样？如果你用录像师代替他们，以中立第三方的角度来回忆冲突，那结果又会是怎样？这种方法必然会让你从亲身参与者的角色中脱离出来，让你成为一个冷静观察者的角色。这样一来，你会是一个拿着摄像机的人，而不是一个受害者。这种转换的视角称为自我疏离视角。

　　我们很熟悉这一方法。大多数婚姻治疗师会给他们的客户一些建议，以帮助他们减少冲突。而这些建议背后的秘诀就是自我疏离。婚姻治疗师会指导夫妻远离有关"你"的陈述，例如"你忘了锁门"，这样的话语往往是指责性的。婚姻治疗师会让夫妻用更多的中性动词来重新陈述一件事，比如"门没锁，我担心有人会偷东西"。这种重构来自录像师，而不是主人公。这种重构已被证明可以减少冲突。事实上，这正是彭尼贝克《语言风格的秘密》一书的部分观点。

　　对大多数人来说，自我疏离并不容易，所以他们并不会这样做。克罗斯和彭尼贝克等行为学家告诉我们，我们也许应该去自我疏离。综合他们的观点，我们可以详细地来说一说我们的行动步骤。

笔杆子更有力

　　为了便于讨论，我们假设你刚刚在工作中和他人发生了冲突：你与一位同事发生了激烈的争吵，这让你大发雷霆。你知道，你必须应对自己的情绪。让我们应用一下刚刚讨论过的表达性写作，来看看是否能提高你解决问题的概率，可以分如下三步来进行。

1. 时间安排

在接下来的 4 天里，每天抽出 20 分钟时间用于写作。

2. 写作

在这 20 分钟里，写下冲突时所发生的事情。从第三人的角度，即录像师的角度来观察冲突，然后开始写作。写下"对手"当时的言行，以及你在冲突中的言行，这也包括描述你在冲突中的意图和动机，以及对方的意图和动机。请想想这样一句可能对你有用的老话——人们只会做对他们来说有意义的事。写下当时对对方来说有意义的事情，然后写下对你有意义的事情。这可能很难做到，至少在一开始会这样。

3. 在接下来的 3 天里，重复这一练习，每次花 20 分钟时间，重写这一经历

为了使表达性写作发挥作用，我们需要遵循一些规则。首先，你要连续写，用意识流散文的形式去写。不要担心拼写、语法、标点符号或其他任何妨碍你的因素，自由书写下的文字是最有味道的。

其次，只为一个读者去写作，那个读者就是你。你的文章不应该是为了粉碎对方而拟订的战术进攻策略，也不应该是为了努力说服你想象中的陪审团，说服他们为什么你是对的，而对方是错的。记住，你是一个第三方录像师，你要从一个置身事外的角度描述这件事。有些人写完后就撕掉了他们的文章，而有些人将其保留下来，以便日后回顾。无论写下来的文章是销毁还是存档，都是为了让你一个人读到它。

这些技巧能让你与发生过的事情保持距离，让你提前做好心理准备，以应对当你必须真正直接面对你"对手"时的情形。这样做的好处有很多。你的心理健康、生理健康和生理功能，特别是与压力有关的功能，通过这种技

巧可以得到明显的改善。在写作停止 3 个月后,这些积极的结果仍然很明显。元分析是一种综合大量已发表论文,旨在弄清楚某一结论在大量相关研究中是否一致的分析方法。对于表达性写作,元分析显示出了非常积极的结果,R 值为 0.611 ~ 0.681。在统计学课程中,R 值是一个衡量两个变量之间相关性的变量,R 值越高,两个变量之间越相关,因此 0.6 表示两个变量间的相关性坚实稳定。彭尼贝克的写作练习打破了冲昏人们头脑的狂热情绪,挽救了许多可能会变得病态的人际关系。

这就是灵丹妙药。记住,消极的情绪反应是解决大多数冲突的主要障碍。因此,给情绪降温是一个关键的步骤。长期保持较低的情绪温度甚至更有意义,特别是在你的目标是寻求长期解决方案的情况下。

冲突的本质：偏见

我在前文承诺过要深入探讨冲突的本质,讨论成见、刻板印象和偏见,这些观念曾经助长了历史上一些十分令人震惊的行为。我想从莎士比亚开始,在这里我要引用这位吟游诗人所写的、对我来说最痛心也最可怕的演讲。这段话出自莎士比亚《威尼斯商人》（*The Merchant of Venice*）中最富争议的人物之一——夏洛克：

> 我是一个犹太人。犹太人不是有眼睛吗？犹太人不是有手、有器官、有体魄、有感觉、有情感、有激情吗？……如果你刺伤我们,我们不会流血吗？如果你给我们挠痒痒,我们不会笑吗？如果你毒害我们,我们不会死吗？如果你冤枉我们,我们难道不会报仇吗？

我之所以说"痛心",是因为夏洛克所说的偏见是如此残酷且不公。而我之所以说"可怕",是因为他所表达的痛苦在今天看来仍然非常有意义。要了解偏见对人类的影响有多可怕,人们只需看看纳粹对犹太人的大屠杀,看看非洲的卢旺达种族灭绝事件，或者看看美国的历史，那里有 400 多年的奴隶制、种族歧视，以及种族不平等造成的一个尚未愈合的伤口。偏见是一种有黏性的有害物质，它几乎渗入了生活中的每一个角落，从宗教到种族，从政治到性别，从我们对老人的看法到我们对胖人的看法。你将看到，偏见极难衡量，这非常令人沮丧。你也会看到，偏见很难从人们身上去除。

偏见的定义和分类

偏见这种有黏性的行为从何而来呢？我认识的人都不偏见。我知道没有人想要带有偏见。然而，我认识的每个人都会做出偏见行为。科学研究也表明，每个人都有这种行为。在定义一些术语之前，我们对这个问题的答案不会有多少了解。

研究人员将偏见行为归入社会动机这一模糊的类别。社会动机是一种迫使我们与他人建立关系的力量。例如，区分"我""我们""他们""其他人"的能力。进化心理学家宣称，这种人际关系的组织需求最初可能是一种被选择的特质。这种需求激发了我们创造社会群体，并对这些群体予以分类的欲望。这种倾向让具有相同特质的群体组成了能够征服世界又能够互相征服的联盟。

当人们把价值判断与他们所在的群体联系起来时，事情就变得危险了。"我们"（有时称为内群体）发展成了"安全"且"了不起"的，而"其他人"（有时称为外群体）则成了"不安全"且"不那么了不起"的。团队的忠诚心随后出现，由社会性忠诚定义的部落主义变得就像在欧洲的足球比赛中一样常见。

这个社会标准使我们能够理解三个重要概念的科学定义，这些概念也有非科学的、来自普通人的定义。

刻板印象

刻板印象与一个词有关，那就是"过度概括"。如果一个人对某一外群体形成一个定型的观念，他就会寻找在该外群体中反复出现的特征，这些特征包括行为、身体、经济情况等，这个清单长得令人痛苦。然后他会将这些特征赋予这一外群体的每个成员。

成见

成见包括内群体成员对外群体成员可能产生的任何情绪反应，这些情绪反应称为情感反应。这种反应可能是可怕的肯定，例如，"所有金发碧眼的人都很好"；也可能是可怕的否定，例如，"我讨厌所有的犹太人"。刻板印象的观念是在头脑中形成的，而成见更深入，它是在"心"里形成的。

偏见

偏见与其他概念的区别在于偏见与人们感知到的威胁有关。偏见有两种类型。第一种叫作外显偏见，外显偏见通常定义如下：

> 我们在意识层面上对一个人或群体的态度和信念。很多时候，我们感知到的威胁直接导致了这些偏见以及对这些偏见的表达。

第二种偏见叫作内隐偏见。内隐偏见是一种意识察觉不到的判断。但即使内隐偏见的存在不为意识所察觉，人们仍然会对它的"威胁"做出反应。内隐偏见也称为无意识偏见，它被定义为"大脑对特定群体的成见或态度的自动联想，这种自动联想往往是在我们没有意识到的情况下发生的"。

对许多人来说，内隐偏见的存在是一个令人尴尬的、无形的、猩红的符号，是一个与他们自己的价值体系相悖的特征。然而，这些偏见看来是存在的，它们就潜伏于我们的意识之下，游动在一个曾经被称为"潜意识"的心理海洋之中。

内隐联想测验的发现

如果内隐偏见大多存在于我们的意识之外，那么我们如何才能知道它们的存在呢？它们就像一种无人能闻到的气味吗？行为学家自有办法测量内隐偏见，无论它们是多么难以捕捉。一个有争议的著名心理测量工具是内隐联想测验（implicit association test，IAT）。

我可以直截了当地告诉你，有些人对这个测验很愤怒，特别是在他们参加完测验之后。其中有的人感觉自己被诬陷了，也有的人感觉到自己被羞辱了。如果内隐联想测验显示了你的一些负面情况，而你又意识不出来，那么你可能并不会同意它，还会向它扔石头，自始至终也不会相信它。

让我们来看看这些让人大惊小怪的东西到底是什么。

内隐联想测验是一种由多个部分组成的测验，旨在测量我们对两个变量之间关联的感觉强烈程度。第一个变量称为目标，例如，年轻人、老年人或中年人。而第二个变量称为评估，例如，好、坏、无所谓。内隐联想测验由计算机程序执行。它会给被试闪现某些词组，然后测量被试确认特定联想所需的时间。当我们认为两个词的概念相互吻合时，我们的反应时间较短。因此，从理论上讲，测量时间的长短可以揭示我们的思维方式。

虽然这个测验实际上更复杂，但为了便于理解，让我们来打个简单的比方。假设，你在与年龄歧视做斗争，你对年轻人和老年人有内隐偏见。当屏幕上闪现"年轻＋好"或者"老＋坏"这两种词的组合时，你的反应会快些。而当屏幕上闪现"年轻＋坏"或者"老＋好"这两种词的组合时，你的反应会慢些。尽管你可能有意识地觉得每个人都是平等的，但测验表明你对年轻人有一种内隐的偏好，这就是一种内隐偏见。

请注意，除年龄歧视之外，内隐联想测验还可以评估很多东西。它还可以用来评估对种族、性、性别和宗教等的态度。

你应该知道的是，科学界对内隐联想测验有许多反对意见。研究人员对其测验结果的再测信度表示担忧（再测信度指的是在一个时间点获得的分数，能否在另一个时间点重复获得，或者获得近似的分数）。还有一些人指出某些社会环境对内隐联想测验分数的影响过大。而且，与以往的一些实验一样，内隐联想测验存在一个漏洞，被试可以利用漏洞"玩弄"这一测验系统：被试会试图按照他们认为研究人员喜欢的方式，或者按照他们自己愿意相信的方式来回答问题，而不是按照实际的情况来回答问题。

大多数反对意见已经以不同的形式得到了解决，就像把婴儿和洗澡水一起倒掉显然是不对的，目前人们对这一点达成了共识。例如，内隐联想测验在预测人们会如何投票这一方面非常出色。科学界对内隐联想测验的态度是谨慎的认可，这可以用一篇研究内隐联想测验优缺点的文章的标题来概括：《内隐联想测验已死，内隐联想测验万岁》。

我非常同意这一点。我很乐意继续使用内隐联想测验来做研究，但前提是我们得牢记上述问题。

人们利用内隐联想测验获得的一个重要发现是，一旦偏见钻进我们的心里，想要改变它就会是一件非常困难的事。穆罕默德·阿里（Muhammad Ali）曾经滔滔不绝地阐述了这种顽固性。这位伟大的拳击手在现场观众面前接受了英国广播公司（BBC）记者迈克尔·帕金森（Michael Parkinson）的采访。在这个采访中，阿里谈到了他的童年和他对种族偏见的认识：

> 我总是问我的妈妈。我说："妈妈，为什么所有东西都是白色的？"……我总是很好奇。我总是想知道为什么，你知道，泰山是非洲的丛林之王。但他是白色的。

观众爆发出零星的、紧张的笑声。阿里继续说道：

> 一切都是白色的。天使食品蛋糕是白色的蛋糕，而魔鬼食品蛋糕却是巧克力色的蛋糕……一切坏东西都是黑色的。丑小鸭是黑鸭子。

黑猫代表坏运气。如果我威胁你，那么我就是要敲诈勒索（blackmail）你。我说："妈妈，为什么他们不叫它白邮件（whitemail）呢？"他们也会撒谎。我过去一直很好奇。正是在那个时候，我才知道事情有些不对劲。

的确如此。从阿里那次接受采访到现在，已经过去半个多世纪了，但我们仍然在处理这些问题。偏见用一种方式蠕动着进入我们的思想生活，然后像寄生虫一样一直依附在我们身上。

多样性培训的作用

好在如今很多人已经认识到了问题所在，并且已经有人试图将补救措施制度化了。围绕这个问题，一整套相关的产业已经兴起。这些产业创造了诸如"多样性培训"这样的项目，世界各地的人力资源部门都竞相购买它们。

一些培训在其广告中声称可以减少甚至消除内隐偏见。你最好对这种说法持怀疑态度。当你寻找它们背后的数据支持时，你会发现很少有前后对照的研究能够检测到关于内隐偏见的可靠转变，而能够显示出真正变化的研究同时也显示出了短暂到可笑的持续性：偏见的改变仅持续了不到一小时，对一些人来说，甚至还不到半小时。大多数项目甚至没有得到验证的机会。发明内隐联想测验的研究人员安东尼·格林沃尔德（Anthony Greenwald）指出了这一点，他在一次采访中说：

> 目前，我对大多数打着"内隐偏见培训"标签的事物都非常怀疑，因为它们所使用的方法都没有经过科学验证，没有证据能够说明它们是有效的。

这是让人心碎的。许多多样性培训项目是由一些心怀善意、心地善良的人设计的，他们看到了一些公开的社会创伤，并想治愈它们。

令人高兴的是，我们有理由相信希望。

下面，我们将讨论一些有望成功的方法，它们都经过了同行评议的考验。我们的第一个策略是找到一种方法来忽略我们的偏见倾向，跨过认知过道上的混乱景象，继续前进。20 多年前，有一项非常了不起的研究就是这样做的。这项研究的主题是美国交响乐团中的性别歧视。

来自交响乐的教训

过去，交响乐团从音乐总监选择的人才库中选拔音乐家，以此来填补职位空缺，而音乐总监历来都是男性。丝毫不令人感到奇怪的是，这些音乐总监选择的大多也是男性演奏者。一直到 20 世纪 60 年代末，就连评级最高的交响乐团也都只有 6% 的音乐家是女性。

随着时间的推移，情况发生了变化。某些交响乐团开始让候选音乐人在屏幕或幕布后面试演。这样一来，选拔委员会就看不到候选人的性别了，这会让委员会的偏见变得模糊。这一做法影响深远，到 1993 年，交响乐团中女性音乐家的比例攀升至 21%。

这样的研究经常被认为是消除偏见的成功例子，但它也存在一个问题。类似盲审一样的策略确实可以消除偏见带来的影响，却无法真正让人们摆脱偏见。这就相当于他们切断了杂草的茎，却留下了完整的根。

是否有可能在我们的思维中使用认知的铲子，挖出偏见本身的根源呢？令人高兴的是，有这种可能性。BBC 有一个名为《九点过两分》（*Two Minutes Past Nine*）的广播节目，我在这个节目中发现了一个明显的例子。这个节目的主题是 1995 年 4 月发生在俄克拉何马城的可怕爆炸案。它以系列纪录片的形式记录了美国历史中的一系列悲惨事件。在最后一集，节目讨论了俄克拉何马城里一位名为伊马德·恩查西（Imad Enchassi）的清真寺教长的和解工作。恩查西教长所在的清真寺实际上是一个综合性场所，其中包括一个免费的医疗诊所。这个清真寺经常受到反伊斯兰教民兵的纠缠。

有一天，恩查西教长鼓起勇气走到其中一名抗议民兵——一个挥舞着M16 自动步枪的魁梧男子的面前。恩查西教长问他为什么要抗议，他以为自己会听到震耳欲聋的怒吼，就像推特上字母全部大写的愤怒推文。然而，这名男子只是回答说，他在"示威反对伊斯兰教"。由此，他们开始了一段长时间的对话。

恩查西教长很快注意到这名抗议者的脸上有一颗可疑的痣。他便建议男子去医院做一下检查，但抗议者说他没有钱。恩查西教长眼前一亮并说道："我们有一个免费的诊所！"

然后，恩查西教长就带领着这个仍然挥舞着M16 自动步枪的民兵进入了大楼。果然，这颗痣是癌症的表现，需要治疗。在之后的日子里，这名抗议者身上发生了一些变化，并且这种变化具有持久的力量。长话短说，恩查西教长说："他至今都在接受我们的免费诊所提供的帮助。而且，现在他为我们做安保工作。"

你能训练人们在行为上实现顿悟吗？就像那名民兵一样的顿悟？什么样的智慧可以带来恩查西教长向抗议者提供的那种程度的善意？是否有可能向滋养我们根深蒂固的偏见的血脉中注入一种特效药？一些研究工作已经做到了这点。

消除偏见的 3 种方法

以下 3 种基于科学证据的方法已经显示出了成功的迹象，并且它们还在继续接受测试。

1. "慢行"方法

这种方法训练人们在做出有可能受到偏见影响的决定之前放慢速度。研究人员发现，对某一特定情况做出快速反应的人通常是出于他们内心的先入之见，但如果允许他们在做出决定之前慢慢地思考，例如冥想、自我内心审视，他们往往不会以带有偏见的方式行事。

2. 环境方法

环境方法基于以下发现：我们的偏见并非一直处于激活状态，但是可以被特定的环境线索触发。如果能将触发的线索分离出来，我们就能将偏见从幽微人性中找出来，这显然是摆脱偏见的第一步。

3. 教育

与教育相关的策略包括描述偏见是如何起作用的，以及提供不符合特定刻板印象的成功人士的例子。

有两个研究小组为了反对性别歧视进行了合作，他们注意到一个现象：对指导关系的男女来说，了解关于性别的行为差异有助于改善他们之间的相处。

他们在《哈佛商业评论》中写道："如果男性了解并接受……性和性别的神经科学，以及强大的性别社会化带来的影响，那么他们在与女性的指导关系中就会更有自知之明，男性提供的指导也会更有成效。"

可惜的是，我们还不知道教育是不是成功治疗每一种偏见的正确策略。我们也不知道"慢行"方法和环境方法的长期影响。

意料之中的是，没有一种灵丹妙药对每一种偏见都有效。我们在解决以前的热点法律问题方面取得了显著的进展，但我们在其他带有社会危害性的偏见方面还没有取得同样令人信服的进展。

然而，我们仍然有理由抱有希望。大多数的培训策略旨在解决，甚至重塑一个人的思想生活。这就是认知神经科学可能提供帮助的地方。实际上，在思考和感受事物的方式这一方面，认知神经科学家知道如何为人们提供令人信服的其他选择。

然而，你不会在培训课程中找到这些知识，它们只会存在于心理治疗师的办公室里。

认知行为疗法

你可能遇到过一些外表和行为与其地位不相符的科学巨人。认知行为疗法的传奇开发者、精神病学家阿伦·贝克（Aaron Beck）就是这样一个例子。他有着乐于自嘲的举止风度，留着一头白发，戴着在 20 世纪 50 年代的漫画书中常见的领结。他的声音像芦苇一样纤细，他的头脑像手术刀一样锋利，他的内心像节日的火炉一样温暖。

贝克的认知行为疗法可能比心理治疗史上其他任何技术都更能缓解患者的精神痛苦。认知行为疗法基于一个简单的洞见：实现长期的行为改变需要从源头上处理负面行为，而源头就是一个人的思想生活。基于这个看似显而易见的想法，认知行为疗法产生了可量化的行为变化，有时行为变化的时间甚至可以用年来衡量。毫不奇怪，认知行为疗法已为全世界的临床医生所接受。

在回到我们对偏见的讨论之前，我想先深入讨论一下认知行为疗法的基础。我们将从认知行为疗法被证明特别擅长解决的一个问题开始：焦虑。

假设你患有冒名顶替综合征，这是许多成功商人患有的一种焦虑症。产生这种焦虑后，你会觉得自己在工作上非常无能，你能走到今天完全是靠盲目的运气，未来的任何时候都有人可能会发现你名不符实。认知行为疗法会指导你留意你的思想生活，你可以用它们提供的指示来摆脱冒名顶替综合征。

以下就是认知行为疗法的具体内容。

1. 识别负性自动思维

负性自动思维（negative automatic thought）可以缩写为 NAT。你的第一个目标是隔离和识别焦虑的来源。在有冒名顶替综合征的情况下，负性自动思维呈现为自己是个骗子的感觉。

2. 评估负性自动思维

认知行为疗法要求你评估负性自动思维的正当性。"是什么让你觉得负性自动思维是真的呢？有什么证据吗？"认知行为疗法会询问你，"也许会有比这种负性自动思维更加合适的替代品？"在有冒名顶替综合征的情况下，替代方案可能是这样的："等一下，我并不总是一个骗子。实际上我有几件事情做得很好。"

有趣的是，认知行为疗法从来没有要求你相信替代方案，只是要求你想出一个替代方案。事实上，信念并非问题所在，习惯才是问题所在。这正是接下来第三步所解释的。

3. 奖励替代方案

认知行为疗法随后会要求你做两件事情。第一件事是开始一个配对练习。每当你想到负性自动思维时，你要让它引发一些不那么自我否定的替代方案。每当你认为自己是个骗子时，你就要提出你不是骗子的想法。第二，每当你把这两者结合起来时，就给自己一个小小的奖励。这个奖励可以是任何东西。我认识一个同事，每当她成功地将两者配对后，她就往嘴里塞一颗软糖。奖励必须是能真正令人愉快的，并且是可以持续提供的。

研究表明，如果能可靠地应用认知行为疗法，负性自动思维会在一段时间内自行消失，只给你留下积极的部分。就我的同事而言，留下的是更多的能量。事实证明，认知行为疗法对各种各样的精神病症，例如抑郁症、强迫症，甚至是精神分裂症，都有强大的治疗作用。

一个有希望的方向

正如我们对认知行为疗法的讨论所表明的，我们有基于证据的方法，其效力足以改变一个人的思想。我们能否利用认知行为疗法的力量来减少内隐偏见呢？由威斯康星大学麦迪逊分校的帕特里夏·迪瓦恩（Patrica Devine）领导的研究小组决定进行尝试。他们设计了一种包括 5 种行为的干预措施，其中包含了一些类似于认知行为疗法的练习。

我们先看一个阿伦·贝克式的例子，它被称为刻板印象替换。被试首先要确定他们的目标，也就是负性自动思维。在这种情况下，负性自动思维是自我产生的一个对种族刻板印象的反应。然后，被试接到指示要考虑一个无偏见的反应，并接到一个替换的指示，把他们混乱的负性自动思维替换成一个更清晰的、不那么有偏见的方案。这种训练还包括关于如何避免未来基于刻板印象反应的指示。

干预设计到位后，实验就可以开始了。在获得了所有被试的内隐联想测验分数后，被试被随机分配到对照组和实验组。实验组的被试接受一个培训课程，培训的内容是前述由研究人员设计的干预措施。

然后，迪瓦恩在训练后的几个时间点上重新测试了被试的内隐联想，这些时间点包括第四周和第八周。值得注意的是，迪瓦恩发现实验组的测验结果在第四周时就已经开始改变。虽然整个项目花了 12 周时间完成，但在第八周时，她就有了答案。研究论文中的一段话正是对此的最佳总结：

> 接受干预的人的内隐种族偏见减少了很多。……对照组的人却没有表现出上述效果。对于减少由内隐偏见引起的持续、无意的种族歧视，我们的研究结果给人们带来了希望。

这是一个非常值得发表的成果，也是一个非常值得深思的事情。偏见可能表现得像速干、持久耐用的水泥一样，但我们仍然可以在它们身上制造深深的裂痕，甚至可以通过长期努力清除它们。如果我们使用迪瓦恩的大锤子，至少在训练结束后的几个月到几年内，积极的影响仍然可以被观察到，注意这里的时间不是几分钟或几小时。在迪瓦恩的实验中，最有说服力的结果出现在那些进入该项目之前就已经开始关注种族偏见的被试身上。实验组的每个人对偏见的普遍关注度都提高了，他们对自己刻板印象倾向的认识也都有所提高。

自迪瓦恩的研究在 2012 年发表以来，一些重复实验令人欣慰地证实了最初的实验结果。在接受干预两年后，实验组仍然表现出比对照组更强的反偏见本能，这包括他们更愿意对抗在社交媒体上遇到的偏见。干预措施还影响到了学术部门招聘行为中的性别平衡问题。在接受过培训的单位里，47%的新员工是女性。而在没有接受过培训的单位里，这项数值仅为 33%。

由于这一培训项目非常有效，它已经被编入一个研讨班。但这一研讨班的名称显然还没有得到威斯康星大学麦迪逊分校市场部的批准，研讨班的名称是"破除偏见习惯干预项目"。

这就给我们带来了关于下周一要做什么的首要建议：研究这个项目。了解一下它基于科学证据的设计背后的行为基础，成为"基于认知行为疗法的干预措施"方面的专家。如果有必要的话，你可以把本章作为指南。

原因很简单。迪瓦恩的工作直指偏见问题的根源：人们的思想生活。当然，我们还有很多工作要做，但从源头上消除偏见是行为科学真正擅长的领域，这一点为我们提供了真正的希望。有一天，诸如迪瓦恩设计的训练方法也许能够让夏洛克的悲鸣成为"过往思维博物馆"中的一个展品，而不是"人类文明还有很长的路要走"的一个证据。

▣! 本章小结

冲突和偏见

▼想要控制工作中任何形式的冲突，你首先要做的是识别对方的情绪，并且控制自己的情绪，特别是类似不满、不信任、愤怒和恐惧这样的情绪。

▼如果你卷入一场冲突，那么在事发后的几天里，每天花 20 分钟时间写下所发生的事，并且要从一个中立的、第三方的观察者角度去书写。这将有助于你从中解脱出来。

▼记住，某些冲突可能源于双方的偏见，这些偏见可能源于双方道德观、坚持的信念或生活方式的不同。

▼对任何声称可以消除偏见的人力资源培训项目都要保持警惕。进化心理学家认为，基于偏见的行为是一种进化选择出来的特质，这些偏见行为曾经帮助人类创造社会群体，从而让人类更好地生存下来。因此，无论是对个人还是群体来说，偏见几乎都不可能消除。

▼虽然不完美，但内隐联想测验在发现内隐偏见，以及预测一些行为方面是很有用的，例如预测人们会如何投票。

▼考虑一下威斯康星大学麦迪逊分校的"破除偏见习惯干预项目"，该项目通过使用认知行为疗法来改变人们的思维习惯，在根除偏见方面显示出了迄今为止最大的希望。

Brain
Rules for Work

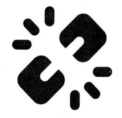

09

大脑讨厌失控的压力

人最大的压力源，来自工作与生活的界限正在消失，因为我们只有一个大脑，却不得不用在工作和家庭两个地方。公司要给员工必要的支持，以重新掌控平衡，这对生产力提升没坏处。

"为新的开始干杯！"多莉·帕顿（Dolly Parton）预言道，她像一罐苏打汽水一样充满生气。

这些闪光的话语是 1980 年的标志性电影《朝九晚五》(*9 to 5*) 中的最后一句话。帕顿饰演的角色多拉里·罗兹（Doralee Rhodes）有理由感到高兴。她和两位女同事一起从办公室的常驻男领导手中夺回了控制权，主持了办公室权力的接管，或者更准确地说，是对办公室进行了改造，推行了即使在今天看来也很激进的变革。这些变革包括工作场所的日托服务、灵活的工作时间、工作共享、给药物滥用者的康复福利，以及对同工同酬的呼吁。这些改变降低了办公室的缺勤率，并使生产力提高了 20%。在董事会主席听说了这一成功变革后亲自来公司视察时，罗兹发表了上述的宣言。

在同样赫赫有名、由帕顿创作的同名歌曲的推动下，这部电影大受欢迎。不仅如此，这部电影还催生了一档能够连续播放 5 季的电视节目，这档电视节目触痛的社会文化神经在今天看来仍有意义。

这一痛点正是本章的重点：工作和家庭生活之间的平衡。然而，"平衡"在这里可能不是最合适的词。在美国，与其说人们试图在工作和家庭生活这两个相互竞争的优先事项之间寻找平衡，不如说试图在两个交战派系之间签署停战协议。虽然 2020 年的疫情改变了工作与生活问题的"参数",但战线仍然存在,谈判仍在进行。更可悲的是,人们在 1980 年就提出的那些建议仍然没有变为现实。

不过,希望还是有的。下面,我们将探讨谁是战斗人员,以及脑科学建议的和平条约是什么样的。我们还将讨论谈判进展艰难的部分——管理压力,准确来说是管理控制。此外,我们将继续讨论家庭生活,例如培养伙伴关系、培养孩子等,如何才能成为商业生活的好朋友。最后,我们将讨论如何让罗兹对未来的衷心祝愿不仅仅是 20 世纪末的愿望,更能成为 21 世纪初的现实。

可想而知,要探讨这些,我们有很多工作要做。

家庭与工作的平衡问题

那么,我们所说的工作与生活问题是什么意思呢?为什么两者之间会如此难以达到平衡呢?

如前所述,其中一个原因是,它们之间的问题是优先事项之间的斗争,这主要归结为如何进行时间管理。一方面是工作的要求,另一方面是家庭的要求,二者在同一个时间线上。只有当工作和个人生活互不妨碍的时候,你的生活才是可控的。

然而,在现实世界中,生活很少是可控的,至少在北美地区,情况确实如此。工作和个人生活都在争夺员工的注意力和精力,有时,这种争夺甚至是很激烈的,尤其是当人们把养家糊口作为一个优先事项时。许多人在这些相互竞争的优先事项之间摇摆不定,仿佛是在与宿醉做斗争。惨的是那些因孩子刚出生不久而睡眠不足的人,补充再多的水分也无法让他们在第二天摆脱痛苦。

在这些试图寻找平衡的尝试中，牺牲的通常是员工的心理健康。这也是为什么认知神经科学家有时会被其商学院的同事要求提供一些相关的见解。这两类专业人士的出发点都在于如何定义他们所谈论的内容。

商业人士会使用像"工作对家庭的干扰"这样的术语。"工作对家庭的干扰"被定义为在工作中发生的、会影响到家庭的事情。你的老板在会议上对你大吼大叫，所以你回到家会忍不住去踢狗。或者你在工作中得到晋升，所以你带家人一起出去下馆子。而术语"家庭对工作的干扰"则定义了它的反面。你的女儿因生病吐了一地，导致你上班迟到。或者你的伴侣给你写了一个充满爱意的便签，然后你轻轻松松地完成了你的演讲。

请注意，上述关于家庭和工作的定义意味着每个人都同意这些术语的含义，但这并非一个好主意。人们已经很久没有把《天才小麻烦》（*Leave it to Beaver*）这样的节目当作纪录片来看了。例如：在有些地区，有一半的婴儿是由未婚情侣所生的；现在许多孩子在单亲家庭中长大；非传统的家庭包括同性夫妇以及不认同自身性别的夫妇。这个列表是广泛的、不断增长的、受欢迎的，但对一些人来说，也可能是让人不舒服的。

工作正经历着类似的定义转变。这些转变在疫情之前就已经开始，并在疫情暴发之后大大加快了。疫情摧毁了工作的传统概念，即工作场所是位于远离家庭的建筑物中的。许多人可能会继续处在将"家"纳入"办公室"的体验中。

这些变化是如此之新，也意味着关于非传统家庭和非传统工作如何在社会中运作的研究非常少。仅有的一点儿新研究显示出的结果，与以往关于"传统"的家庭和工作结构的研究结果表现出了惊人的一致。但在更多的时间流逝之前，我们必须把这句话与科学界最受欢迎的注脚联系起来，那就是"我们需要进一步研究"。

可以确定的是，在工作和生活的平衡木上，情况正在改变。正如大多数社会干扰一样，这些变化是紧张的来源。当大脑科学家与商业研究人员一起研究与心理健康有关的问题时，他们讨论的第一件事就是大脑如何对压力做出反应。在能够准确定义"压力"之前，他们在这个领域的合作很难深入。

对于这两类专业人员，压力在某一个层面上是很容易理解的。当那些试图"做所有事情"的员工发现他们甚至不能"做一点点"时，就是压力在作怪。压力就是使他们感受到无能为力的原因之一。

压力和它的影响

那么，就让我们来谈谈压力问题吧。

你可能仅凭直觉就知道，压力会损害认知功能，这也是研究人员从定量研究上得知的。在最严重的情况下，持续的压力会导致实际的大脑损伤。

但你可能会惊讶地发现，研究人员最初很难界定其中的有害因素。因为在界定有害因素之前，我们要先清理那些复杂混乱的因素。

一个突出的混淆因素是，并非所有的压力都对大脑有害。轻微的压力甚至可以在某些条件下改善人们的行为表现，行为学家称之为"良性应激"。

我们还知道，压力的体验是带有很大主观性的。有些人喜欢蹦极，认为它很刺激，而且让人充满了兴奋感。但对另一些人来说，蹦极是他们最糟糕的噩梦，他们光是想一想这件事就会感到紧张。

甚至生物学也跳进了这一模糊性的行列之中。假设你给我看了两个生理检查结果，一个来自经历了极端快乐的人，另一个则来自经历了极端压力的人，然后让我识别。你可能会对我的答案感到沮丧，因为我无法分辨出二者的区别，其他人也不太可能把这两者区分出来。因为实际上它们太相似了，几乎无法区分。

研究表明，我们中的许多人想错了。并非厌恶性刺激的存在本身导致了所有坏事的发生，而是对厌恶性刺激的失控产生了所有扭曲的行为。如果你觉得可以控制让你讨厌的东西，你甚至可能不会说它们是压力。相反，你越是觉得自己无法控制厌恶性的刺激，你就越有可能经历有害的压力。

这种缺乏控制的情况可以从两个方面来衡量，一是无法控制压力源向你袭来的频率，二是无法控制压力源的严重程度。这种缺乏控制的感觉理解起来很简单，就像你要去做一项将来会被评估的工作，但你没有得到预算或者人员去完成这一工作。

现在我们知道，对于几乎所有你能测量的认知能力，失控的压力都会造成伤害。工作记忆（短期记忆）会被抑制，情绪控制会被抑制，长期记忆的形成也会被抑制。压力还会损害流体智力、解决问题的能力和模式匹配的能力。当你所做的一切似乎都不能阻止坏事情发生的时候，你就会产生习得性无助，这是无节制的紧张最严重的呈现形式。习得性无助强大到足以将一些人推入临床抑郁症的深渊。

我们来看一个例子，一个人正在敲打习得性无助的大门。这个人在一个如今已经不复存在的新手父母网站上写了一篇忏悔录，看起来情况不太好：

> 我很想念有朋友的感觉。我的丈夫每天都上夜班，我怀念有一个人可以说说话的感觉。我讨厌朝九晚五的工作，但我也想念职场的友谊。我讨厌自己有时因为只是想要一些属于自己的时间就不去跟孩子玩耍，而是让孩子去看电视。
>
> 我需要更多的个人时间，更多有丈夫陪伴的时间，我也确实需要花更多的时间和我的女儿一起玩耍。我有作为妈妈的严重内疚感，我讨厌这种感觉。

压力对职场的侵蚀

在疫情之前，美国的劳动者已经感受到了失控的压力对认知的损害。在2020年2月进行的一项研究显示，许许多多的压力正在侵蚀着他们的工作：大多数人宣称他们在工作中感受到了让人不适的压力。事实上，这些都只是委婉的字眼。高达61%的美国人感到精疲力竭，这种糟糕的感觉来自人们有太多的事情要做却没有时间。在疫情蔓延之后，这个数字已经跃升至73%。

造成这些不良情绪的原因包括对工作的不安全感和难以应对的工作量。但最大的压力来源是美国劳动者感到工作和家庭生活之间的界线正在消失。

与此相关的是，工作和家庭生活之间界线的模糊会给工作带来实际的影响。几乎可以肯定的是，工作记忆的丧失会让你在工作中犯下更多的错误。失去对情绪的控制意味着你会与同事、孩子等几乎所有人发生更多的冲突。随着时间的推移，你的心理健康会受损，特别是你会更容易患上一系列被称为情感障碍的心理学疾病。这些疾病中最有名的两种是抑郁症和焦虑症。

除了心理健康，你的生理健康状况也是压力的一个大活靶子，压力对心血管健康的影响可能是最显而易见的。鲜为人知的是，压力还会增加你对传染病的易感性，例如对病毒、真菌和细菌的易感性。我们甚至还知道背后的原因：应激激素，如皮质醇水平的升高，会对人类免疫系统中特定类型的细胞造成伤害，包括一个叫作辅助性T细胞的群体。随着这些细胞的死亡，你就失去了抵御有害微生物的能力。而在压力较小的情况下，你可以很好地打败这些入侵人体的微生物敌人。如果你想知道没有T细胞的生活是什么样，请去看一下人类免疫缺陷病毒（human immunodeficiency virus，HIV），即能够引起艾滋病的病毒。这种病毒能够专门对付上述的辅助性T细胞，并使免疫反应的其他部分也受到损害。在成功的治疗方法出现之前，HIV的感染证明就是一份确定无疑的死亡判决书。

工作和生活的不平衡不仅会削弱免疫系统的能力，甚至会削弱你抵抗普通感冒的能力。

如果给员工更多的控制权

这些数据中当然也有细微的差异性。例如，不同职业的人会感受到不同程度的倦怠。压力最大的人是那些在大型科技公司工作的人，比如在思科这种科技公司工作的人，以及那些在"零工"经济中工作的人，比如在来福车（Lyft）这种打车公司工作的人。但你在任何地方都能发现压力的影响。对大多数人来说，倦怠让他们变得麻木，难以感到快乐，而且必须依赖额外的支持才能维持快乐的感受，就仿佛它虚弱得需要使用生命维持设备一样。

在人生的不同阶段，人们对工作和生活不平衡带来的压力也会有不同的体验。处于生育期的员工与准备退休的员工会有不同的担忧，而且两者的担忧都与刚刚开始职业生涯的人有所不同。

无论从事哪种工作、处于何种人生阶段，无论过去还是现在，压力都与控制有关。这个观点已经得到了直接的验证，科学家研究了前面提到的工作对家庭的干扰路径。研究表明，当员工对他们的工作拥有更多的控制权时，他们的家庭会直接受益。这种控制权的变化具有可测量的短期效益。

我们是通过以下方式知道这点的：一组研究人员决定解开一个问题——如果员工获得了对工作某个方面的控制权，即对工作日程的安排权，那么会发生什么呢？测试对象主要是有长期伴侣的异性恋者。

研究人员以一个名为 STAR 的项目展开了实验。STAR 代表支持（support）、转变（transform）、成就（achieve）和结果（results）。这是一个关于行为干预的项目，它是由研究工作、家庭和健康人际网络三个方面的科学家联合设计的。STAR 项目给了员工更多的控制权，让他们能够更自主地安排时间来平衡个人的工作和生活。该方案还要求老板支持他们的员工，而不是抵制员工时间安排上的变化。这一实验持续了 12 个月。

结果显示，干预措施发挥了让人震惊的作用。接受 STAR 项目干预的员工压力变小了，倦怠感减少了，与他们的老板相处得更好了，工作满意度也提高了，而且锦上添花的是家庭与工作之间的冲突也减少了。这是一组能够用于新闻和科学论文的数据。

该项目对测试组中的女性员工尤为有效。这很可悲，但也有一定的道理，我们稍后会再次讨论这一话题。此外，还有一个意想不到的突破性效果：让员工控制自己的时间表，对有青少年子女的家庭来说特别有效。这些家庭的青少年睡眠更好了，他们的幸福感增加了，并且获得了更积极的整体影响。我想不出有什么能比这一非凡结果更好的家庭情感变化了。

婚姻对工作的影响

这些数据虽然很有吸引力，但大多是在一条单行道——从工作到家庭的干扰途径上探索。那么，另一个方向——从家庭到工作的干扰途径又如何呢？在家里发生的事情也会影响到工作吗？

答案是肯定的，我们可以用一个简单的问题直观地说明这一点："你昨天晚上睡得好吗？"你的回答会告诉我以及其他任何脑科学研究人员，你今天在工作中可能有多大的成效。如果你在家里睡得不好，然后去上班，你就会像牵着一只不愿配合的狗一样把你的睡眠时间表一直拖在身后。这只是一个简单的例子，但它足以说明你的大脑在家里发生的事情和大脑在工作开始时所处的状态之间的紧密关系。研究人员同时对有和没有孩子的夫妇进行了研究，以便详细地了解这种联系。同样，研究的对象主要是有长期伴侣（基本上是配偶）的异性恋者。

让我们从家庭夫妻关系开始，具体来说，是从婚姻的质量开始。我有一个好消息和一个坏消息。好消息是，如果你有一个性格积极的配偶，那么他（她）可以为你的工作提供见解和稳定性，从而提高你的生产力。

有一篇论文分析了 5 000 多人的人格特质，它有一个让人愉快的题目——《配偶的影响力：配偶的个性会影响职业上的成功》。该论文指出，一个人的配偶越认真，他（她）在工作中就越成功。这些幸运的人更喜欢他们的工作，更有可能得到晋升，而且毫不奇怪，他们赚的钱也更多。这些数据呼应了 Facebook 首席运营官谢丽尔·桑德伯格（Sheryl Sandberg）的一句话：

> 一个女人做出的最重要的职业决定是，她是否要有一个生活伴侣以及这个伴侣是谁。

来看看下面这个例子，它还是取自那个如今已不复存在的新手父母忏悔网站。

> 我怀孕 37 周多 2 天，怀的是一对同卵双胞胎女儿，明天就要入院分娩了。昨天我亲爱的丈夫让我和我的闺蜜去做水疗。我换了一个新的发型，做了挑染，还享受了按摩、面部护理、美甲和足部护理。当我回到家时，我发现他准备了晚餐，每一种食物都是我怀孕期间渴望吃到的。今晚他……让我上床休息，而他则为孩子们收拾好房子。天哪，我爱这个男人。

这项研究的另一面是离婚和工作效率的关系。如你所料，它并不美好。

对大多数员工来说，处理离婚问题会改变他们的一些行为，其中一些行为对员工的生产力来说至关重要。影响最严重的时间似乎是在夫妻双方最终分离前的 6 个月。在那段时间里，员工可能难以集中精力。从预约时间到做报告，他们可能表现得记性很差。翘班去参加律师会议或去出庭是很常见的，这些事会导致反复的旷工。最终的结果是，相比于婚姻关系稳定的员工，经历离婚的员工生产力要低 40%，每年美国企业都会因此遭受 3 000 亿美元以上的损失。坏消息是，工作与家庭生活紧密相连，它们两个就像被铁链子锁在一起的两个囚犯。

家庭事务：坏消息

所以，在家里发生的事情并不会只留在家里。

一旦我们把孩子这一元素加入组合中，这些影响就更加复杂了。从历史上看，某些企业对雇用有家庭的员工感到反感，特别是雇用有小宝宝的年轻员工。一位男士向我透露，他从不雇用育龄妇女。他抱怨说："她们总是在怀孕时离开。"

这看起来可能是对女性的厌恶，事实上也确实如此；这似乎还是非法的，因为歧视怀孕者违反美国联邦法规；这更是令人震惊的短视，因为没有家庭，没有吵闹的婴儿，企业长期生存所依赖的经济环境必将一败涂地。实际上，这一事实是可以量化的，我们很快就会讨论这点。那些把有家庭的员工视为短期负债而非长期资产的公司，他们的做法就像是故意重视天气而忽视气候。

我们很容易理解为什么企业有时会把刚刚拥有新家庭成员的员工当作负债。因为这些员工工作上的优先事项突然与家庭需求发生了激烈的竞争。小婴儿总是给新手父母的生活带来巨大的压力，这意味着在家里发生的事情可能使人崩溃，包括不足的睡眠、被打乱的时间表、更高的家庭财务成本、日常生活预期的巨大变化，以及总是有更多超出预期的工作。在为人父母的头几个月里，不稳定、失控的情绪会让人精疲力竭。在接下来的许多年里，这种失控都不会有实质性的改变。尽管不一定，但工作中的生产力往往会受此影响。

这种压力已经得到了量化。考虑到前面提到的睡眠损失，在婴儿出生后的头 6 个月里，父母每晚平均只有约 2 小时的不间断睡眠。大约 30% 的新手父母曾在工作时睡着过，近 21% 的新手父母曾在车里睡着过！这种睡眠剥夺是长期性的，通常一个母亲直到孩子 6 岁时才能恢复到自己生宝宝之前的睡眠习惯。

如你所料，养育新生婴儿的代价是高昂的。所有类型的睡眠剥夺加在一起，每年会给美国经济带来 4 100 亿美元的损失。养育孩子是世界上最困难的业余运动，也是一份会令几乎所有人感到艰苦的工作。它对职场和家庭"一视同仁"，在两个环境中都会造成关系的断裂。因此，不少商界人士不愿考虑生孩子，至少短期内如此。

养育新生儿的隐性压力之一并非来自与新生儿的互动，而是来自配偶之间的互动。研究表明，夫妻在有了第一个孩子之后，婚姻冲突会增加高达40%。2/3 的已婚夫妇表示，在养育孩子的前 3 年中，他们的夫妻关系质量有所下降。

在生育对职场的影响这一点上，职业女性的处境尤其艰难。谷歌发现生育后女性的辞职率是公司平均减员率的两倍，这是疫情暴发前的数据。

在疫情暴发后的世界里，主要由女性员工组成的行业，例如教育、食品服务、零售等，都受到了很大的冲击。在疫情肆虐期间，女性中断工作、离开劳动力市场的现象变得非常普遍，而男性群体中未见该趋势。人们因此称这一现象为"女性衰退"。女性衰退最常见的原因是家庭负担不起托儿服务，必须有人在家照顾孩子，而这个人就是母亲。2020 年 12 月，疫情愈演愈烈时，一方面，很多女性失去了工作；另一方面，男性就业率却提高了，就业人数大大增加。

在疫情防控期间，甚至在双职工家庭中都可以看到这种不对称的现象，随后而来的压力同样也不对称。伦敦大学学院研究了隔离期间异性婚姻中家务和育儿工作的分配情况，他们发现尽管双方都在家里，家务本可以较公平地分配到两个人身上，但女性所做的家务和育儿工作仍然是男性的两倍。

人们面临的压力不仅巨大一堆，还冒着臭烘烘的热气。不难看出，在家庭和工作如何平衡这一问题上，对企业发展来说短期内不会有利好。

家庭事务：好消息

我无意贬低家庭生活的意义，实际上，家庭的意义重大，特别是对考虑成为父母的人而言。在养育了两个现已长大成人的儿子之后，我可以告诉你，为人父母是我一生中最温暖、最激动人心、最令人振奋的经历，当然有时也是最歇斯底里的经历。

来看一下前面提到的那个已经不复存在的新手父母忏悔网站，我们最后从中摘取两个故事，这两个故事很好地说明了这种经历的模糊性。

下面这个故事来自一个年轻的家庭：

> 目前的情况非常有趣。我亲爱的丈夫正在和我们 4 岁的女儿开"茶派对"。对于这个派对，女儿制定的规则是爸爸必须戴上漂亮的蟒蛇绒和夹式耳环。她还在给她爸爸讲授小拇指要放在正确的位置（小拇指要在外面）。我大笑！我真想拿起我的相机！

另一个故事则是一位年长的妈妈讲述的：

> 我的女儿现在是一名心理学助理教授。我昨天去听了她的课，我坐在后面，我对作为一个女人的她有了全新的敬意。她现在不仅仅是我的女儿，还是一个有激情、受过良好教育、值得我学习的女人。我无法相信这是我的女儿。

能够让员工拥有这样的经历，其背后的力量怎么强调都不为过。如果企业选择将这些赚钱养家糊口的员工视为资产，而不是负债，那么它们将获得更多稳定的收益，只不过这些收益在一开始很难被发现。但研究表明，家里情况的改变，特别是当家人参与其中的时候，工作的长期收益会逐渐积累。所以，关键问题是要让管理层放心地在这一问题上报名参加马拉松比赛，而不是总选择短跑。组织这项比赛的最佳方式是什么呢？那就是在福利方案中加入育儿假。

育儿假的效果是惊人的。提供产假可以使有价值的女性高管免于离职，公司节省的费用达 6 位数。替换一个顶级人才平均需要花费 21.3 万美元。谷歌是这一发现的典型代表。如前文所述，谷歌发现女性在生育后的减员率是正常平均水平的两倍。随后，谷歌推出了一个带薪产假计划，结果是这两倍的差异消失得无影无踪。为已婚夫妇提供产假还可以降低整体离婚率，这可能每年节省 3 000 亿美元。

研究人员还研究了陪产假，并且已经观察到了与产假类似的积极效果，例如，离婚率降低，女性产后的健康状况得到改善，可能是因为有人可以分担重负。这种积极的影响一直持续到了分娩之后。休过陪产假的男性会更多地参与到抚养孩子的过程中，这种参与度上升的趋势在多年后仍然可以观测到。

这些数据中最引人注目的是企业带薪休假的净成本，这个成本实际上是零。为每个员工提供育儿福利可能听起来很昂贵，起初也确实如此。然而，从长期来看，这一成本会被抵消。无论是从业绩还是盈利能力方面来说，这种带薪休假的价值大致相当于因怀孕或育儿而导致的员工流失的成本。很难相信，对吗？但这样的分析已经在多家公司中进行过，特别是在加州，而结果都一致。谷歌再次提供了一个例子。

以下是谷歌前人力资源高级副总裁拉斯洛·博克（Laszlo Bock）在谈到他们两个月的带薪产假时说过的一段话：

当我们最终进行计算时，我们发现这个带薪休假计划没有任何成本。让一个母亲离开办公室几个月的额外花费，在算上保留她职务所能带来的价值，以及寻找和培训新员工所需的花费后，不仅被抵消了，还有结余。

回报超过百倍的投资对象

这些数据应该足以说服公司参加这场马拉松比赛，并采用强有力的育儿假计划，以让公司长期受益。但是，除了有利于公司的自身利益，还有一个更有力的理由让我们倡导这些计划。一个企业想要在未来几十年生存下去，所需的东西就与这个理由有关。我说的是文化，具体地说，是儿童成长为成年人，并最终成为员工的社会环境。

发育脑科学有一个完整的分支，这一分支专门研究社会稳定性对儿童大脑健康的长期影响。而在这一研究领域里面，出现了一个奇异的模式，这种模式在该领域是罕见的。这说起来也是一件大事，我们需要花一些时间来讨论大脑在生命的最初几年是如何发育的。

个体生命中最初的一千天是如此重要，以至于会影响其多年后的行为。从学习与他人交谈到学习与他人建立纽带，个体在余生中将使用到的许多社会技能都是在这几年里逐渐开始形成的。这些技能在这一阶段被塑造的程度甚至可以预测个体未来进入劳动力市场后的劳动力质量。

支持这些论点的数据来源于行为学、神经生物学，甚至是经济学。一个讨人喜欢的例子来自研究人员埃德·特罗尼克（Ed Tronick）的实验室。许多年前，他展示了一种被他称为"互动同步"的行为有多么重要。这是一种需要深思熟虑的亲子沟通形式，父母要学会评估他们的婴儿是想要更多的互动，还是想要更少的互动。通过密切关注婴儿给出的提示，父母会发现他们何时过度刺激了孩子，在这种情况下，父母需要暂时退下；或者何时对孩子的刺激不足，在这种情况下，父母需要倾注全力去和孩子互动。一旦学会了这种沟通方式，这种像乒乓球比赛一样、可爱的互动就可以在一整天内反复进行。

对这种互动同步的描述并没有多大的开创性，因为几个世纪前的许多父母就已经这样做了。尽管这种互动确实需要父母整天与他们的婴儿待在一起，但也并没有非常耗时。特罗尼克的研究的新意在于，他发现这种同步性对儿童发育的其他部分非常重要。特罗尼克说：

> 婴儿和看护人的情绪表达使他们能够调节彼此之间的互动。事实上，儿童发育的一个主要决定因素似乎就与这个交流系统的运作有关。

为什么特罗尼克和其他许多研究人员都如此强调我们生命早期阶段的重要性呢？这其实是有神经生物学数据支持的。已有的脑细胞，即神经元，在我们生命最开始的几年里会以惊人的速度与其他神经元形成突触连接。仅仅在我们生命最初的 12 个月内，突触连接就超过了最初的 10 倍。到我们 3 岁时，一个神经元平均携带的突触连接数目可高达 15 000 个。

然而，脑内的这种疯狂扩张是不平衡、不均匀的，在扩张中起主要作用的是额头后面的区域——前额叶皮质。在初始网络的构建中前额叶皮质占据了大部分的份额。生命初期还有另外一个特殊时期，其间突触连接太过旺盛，一些连接会被修剪掉。这种非同寻常的爆发和修剪与行为上的里程碑事件之间的关系如何？人们对此尚无定论，但人们对突触连接的爆发和修剪占据首要地位这一结论是没有争议的。

诸如婴儿的微笑、咕咕学语等行为和神经重塑都有可衡量的经济影响，这在我的研究领域中是一个极为罕见的发现。在孩子最年幼的时候关注他们，对一个国家的经济发展有着惊人的影响。那些关注幼年孩童的国家都发现了这一现象。原因是什么呢？这种关注对于发展我们已熟知的执行功能特别有效，其中既包括认知调节，也包括情绪调节。人们在 20 世纪 70 年代初进行了两项庞大的纵向研究，它们通常被称为 ABC/CARE 研究。这两项研究就证明了生命早期得到的关注会给我们的执行功能带来好处。

最初的研究是在美国北卡罗来纳州进行的，研究人员提出了一个有趣的问题：对出生于安全风险高、经济发展水平落后的环境里的儿童来说，如果关注他们最初几年的发展，那么这些孩子 30 年后的人生会变成什么样？在实验组中，处境不利的儿童得到了一个丰富的早期儿童学习计划。干预措施从孩子们 8 周大时就开始实施，一直持续到 5 岁。在接下来的 30 年里，一个实际上是由几代人衔接而成的研究小组持续研究该计划的影响。

实验结果是非同寻常的。那些大脑接受过干预的孩子不太可能去犯罪、在十几岁时就怀孕或滥用药物。他们更有可能顺利完成高中和大学的教育，并带着对社会有用的技能进入成人期。因此，他们会赚更多的钱，也更有可能拥有自己的房子，并在成年后参与社区活动。简而言之，他们会成为你理想中的良好公民，且适应社会。而对照组孩子的情况完全不同。

这些结果已经被科学家们分析过无数次，其中最著名的科学家是诺贝尔奖获得者詹姆斯·赫克曼（James Heckman）。赫克曼发现，这一计划的投资回报率为每个孩子每年 10% ～ 13%。他的计算表明，孩子出生时的 8 000 美元投资以 2010 年的复利计算，在孩子的一生中产生了 100 倍于初始投入价值的回报，大约为 789 395 美元。然后他更进一步，认可了关于儿童的发展科学。

赫克曼说：

数据是不言而喻的……孩子从出生到 5 岁这一时间段的持续学习，最值得投资。这些投资不仅影响到每个孩子，还提高了我国今天的劳动力水平，也为未来几代人在全球经济竞争中做好了准备。

出生率的重要性

关于为什么公司应该重视正在组建家庭的员工，还有一点非常重要。当一个国家的人口数出现下降时，经济学家和行业领袖都会感到恐慌。顺便说一下，这几乎是目前世界上所有发达国家的真实写照。例如，美国每年少出生 30 万个孩子，导致全美出生率以每年 8% 的速度下降。

为什么出生率从长远来看如此重要呢？为什么出生率的下降会如此让人担忧呢？这是一个环环相扣的故事。

在我们了解这一故事的曲折之前，我要做出一些说明。我不是经济学家，我的专长在于精神疾病的遗传学领域，我与经济问题有关的经验是理解像金融萧条这样的经济创伤和像临床抑郁症这样的大脑问题之间的关系。对这种关系的探索使我能够时不时地接触到经济学家。下面，简而言之，就是经济学家们向我解释的他们对出生率的担忧。

1. 出生率降低，就意味着更少的劳动者来推动国家的经济发展

这将导致劳动力的短缺，而劳动力的短缺或多或少都会造成经济增长的放缓。背后的原因很简单——没有足够的人去承担所有的工作。

2. 处于工作年龄的人减少，就意味着购买东西的人减少

经济增速的放缓和购买东西的人减少会带来许多负面的经济影响。其中最重要的负面影响是会降低政府从公民那里收取的税款数额。

3. 人口老龄化加重使税款的减少尤其令人担忧

如今老年人的寿命比以往任何时候都长。例如，美国人 1900 年的平均寿命为 49 岁。而到了 2015 年，现代科学已将它提高到了 78 岁。虽然我认为这一变化是单纯的积极变化，但考

虑到第四个担忧，我们就会发现这并不是可以简单用"积极"二字去评价的。

4. 这些老年人口并不能积极地创造收入

老年人口反而在积极地产生开销，其中大部分费用是由美国联邦资金支付的，比如我想到的社会保险、医疗保险和医疗补助。这是一场完美的社会风暴：美国联邦项目的负担越来越重，而支持这些项目的能力却在不断地萎缩。

我可以理解经济学家同事们的担忧。这些趋势令人听着难受，而对我这样的人来说，写着更加难受。因为在撰写本章时，我已经65岁了。正如我的经济学家同事们第一时间提醒我的，65岁正处于全美范围内人口数量增长最快的年龄组。

寄给未来的贺卡

我仍然喜欢赠送和接收贺卡，就是那种已经被人们抛弃的实体贺卡。我特别喜欢那些祝贺某人第一个孩子出生的贺卡。其中有些是歇斯底里的："只是想让你知道，朋友，生孩子就像住在兄弟会的房子里。没有人睡觉，所有东西都坏掉了，而且有很多呕吐物。"有些则更实际，但仍然很有趣："在我有孩子之前，我不知道可以通过要求一个人穿上裤子就毁掉他的生活。"

不过，我最喜欢的贺卡从来都不是那些带有幽默文字的。我喜欢的是那些将养育一个孩子的深刻性和为此付出的辛劳予以平衡的文字。比如，"孩子会让爱更强烈，让白昼更短，让黑夜更长，让存款更少，让家庭更幸福，让衣服更寒酸，让过去被遗忘，让未来更值得"。

然而，最让我印象深刻的贺卡并不是我送出的，而是我在大儿子乔舒亚（Joshua）出生时收到的。前面是标准的祝贺语。而在背面，寄件人亲手写下了美国前总统约翰·肯尼迪的一段话："孩子是我们寄给我们看不到的未来时代的信息，活的信息。"

对于我们在本章中提到的所有数据，我想不出比这句话更好的观点来说服人们把抚养孩子放在最重要的位置了。创造一个让家庭可以茁壮成长的工作条件，可能是一个企业能够做出的最重要的长期社会贡献之一。而且这样做不仅符合企业的最佳利益，也符合几乎所有人的最佳利益。企业需要健康的出生率，需要未来的一代人，而未来的一代人需要他们的父母有时间、精力和情感来确保他们的发展。简而言之，企业需要将家庭视为长期投资。

有进展，但还不够

在这一呼吁行动的背后是一个耻辱的印记。尽管许多我们研究的大脑和行为数据来自美国实验室，但美国仍然没有为劳动者的育儿假提供任何联邦补贴，这在发达工业化国家中是绝无仅有的。美国也没有为产假和陪产假提供任何补贴。什么都没有。育儿假已经成为一个非常两极化的政治问题，以至于令美国人担忧会不会很快就不再有育儿假。我和我的许多同事对此一直都觉得很惊讶。幼儿期的重要性不是一个政治问题，而是一个生物学事实。

让人高兴的是，联邦政府在这方面也在不断地进行尝试。2020年10月，政府通过了《联邦雇员带薪休假法案》。这项法案为某些类别的联邦文职人员在某些条件下提供12周的带薪育儿假。这是一个很好的尝试，但这一法案并不适用于这个国家里的每一个人，它甚至不适用于就职于联邦政府机构的每一个人。

私企的雇主也做了类似的尝试。由于疫情，这些尝试被加速了，而且乍看之下似乎显示了真正的进展。在疫情暴发之前，大约70%的"知识型企业"就已经引入类似于谷歌的计划，其中包括微软、IBM、亚马逊。

但这一充满希望的消息被另外一个清醒的现实所削弱：他们实际上只是一些例外。一家公司估计，提供家庭休假福利的美国公司仅占总数的 6%。然而，最近的一项调查却对此提出异议，认为这项数值应该是 16%。而另一项调查则声称这项数值接近 55%。统计数据的不稳定说明了这一问题目前的不稳定状态，当考虑到与疫情有关的恢复问题时，情况会变得更糟。

无论实际数字如何，商业界的大部分人仍然完全忽视了育儿假的问题。即使是已经提供了带薪育儿假的公司，他们在休假时长和休假期间的经济补贴方面也有很大的不同。

我不是联邦政府的政策专家，但我是一名脑科学家。如果美国想在一个以脑力资本为实际储备货币的世界中保持竞争力，那么就必须全方位照顾好国民的大脑。而这一点，要从我们最年轻的公民开始。显而易见，他们年幼的大脑需要父母的爱心呵护。而那些父母可能就和你、和我一样，我们都希望孩子能在我们的养育下茁壮成长，发挥他们的全部潜力，也希望在我们努力实现这点时不必与配偶或老板时常争吵。

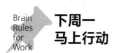

**下周一
马上行动**

我的第一条建议是请你观看一遍我在本章开头提到的电影《朝九晚五》。帕顿和同事们实际上在公司里增加了本章提到的一些变革性工作场所的特征，例如控制工作时间和提供托儿服务。他们的经理发现，这些变化是提高生产力的重要原因，这一点在多年后的非虚构科学研究文献中得到了证明。顺便提一下，这部电影甚至预言了对同工同酬的请求将不会被理睬，可悲的是，这个预言也被证明是真的。

　　第二条建议是仔细研究 STAR 计划，然后考虑将其原则应用到你自己的工作中去。当然，灵活的工作时间表并不是什么创新的想法，毕竟在 1980 年的时候，电影《朝九晚五》就已经提到了这个概念。STAR 计划有一些相当严肃的行为科学研究结果作为支持，这一点是相当"奢华"的。拥有一些控制权是管理任何来源的压力的关键，包括你繁忙的日程所带来的压力。STAR 的另一个好处是，其效果已经得到验证，正如我们所看到的，它的效果相当好。

　　最后，我建议你进一步研究赫克曼的报告，它对 30 年纵向研究的分析表明了人类生命最初几年的重要性。随后，利用本章中引用的参考资料，对发展神经科学做进一步的学习。如果你正在找工作，并且考虑组建家庭，那么你就应该认真考虑下该公司是否有带薪育儿假政策。如果他们没有，那就不要接受那份工作了。如果你所在的公司没有这样的政策，我建议你把这一章拿给当权者看，或者至少把这一章的一些参考资料交给他们。

　　如果你雄心勃勃，可以写信或打电话给你所在区域的当选立法者，敦促他们支持扩大育儿假范围的法律。你可以向他们解释说这不是一个政治问题，而是一个生物学事实，你可以用本章的证据来支持你的主张。

　　在电影《朝九晚五》的最后一幕，帕顿向她的同事们敬酒，认为他们创新性的工作场所是新事物的开始。如果到头来我告诉她，如今的工作场所仍然是原来的样子，那就太悲哀了。

本章小结

工作与生活的平衡

▼压力并不是对厌恶刺激本身的体验，而是无法控制厌恶刺激所带来的体验。

▼感觉到对工作的控制，例如，对日程安排的控制，会增加你拥有健康家庭生活的机会。同样，拥有健康的家庭生活，例如，一个支持你的配偶，可以提高你工作的生产力。

▼经历离婚的员工生产力比拥有稳定关系的员工生产力低 40%。

▼当一个家庭有生育计划时，女性在工作场所会受到更严重的影响，她们更有可能辞去工作。在新冠疫情期间，即使男性和女性都在家，女性承担的家务工作量和照顾孩子的工作量仍然是男性的两倍。

▼为了降低所有员工的离婚率和女性员工的离职率，公司最好能有一个强有力的育儿假计划。提供育儿假计划的长期净成本是零。

▼为了充实未来的劳动力及改善与其相伴随的经济环境，公司最好花一些时间和资源去支持儿童，特别是 0～5 岁的儿童的发展。

Brain
Rules for Work

10
大脑讨厌改变自己的想法

但不是没有办法让它改变。与其依靠意志力，不如创建一个培养好习惯的环境，更容易让人达成目标。

人们现在不再把蒸汽挖掘机叫作蒸汽铲车了，反正这也不是一个好听的名字。不过，它们从来都不是真正的铲子，也不再由蒸汽驱动了。现在你可以称它们为古董。蒸汽铲车在第二次世界大战爆发前几年就已经过时。这种过时的现象深深触动了作家兼艺术家弗吉尼娅·李·伯顿（Virginia Lee Burton），她为此写了一部短篇儿童读物。伯顿把她的虚构作品命名为《迈克和他的蒸汽铲车》（*Mike Mulligan and his Steam Shovel*）。这本书实际上是关于改变的，而这也是本章的主题。

书中，一个名叫迈克的人物充满爱意地将他的蒸汽铲车命名为"玛丽·安妮"。多年来，他和蒸汽铲车之间建立了快乐的伙伴关系，也获得了丰厚的利润。在鼎盛时期，迈克和玛丽·安妮一起为大型办公楼挖掘隧道、公路和地窖，但这样的日子并没有永远地持续下去。玛丽·安妮逐渐落伍了，最终被更现代的机械取代，例如燃气铲车和电动铲车。迈克和他那以蒸汽为动力的伙伴很快就没有工作了。

迈克和玛丽·安妮都非常伤心，直到有一天，他们发现附近的波普维尔镇正在建造一个新的市政厅。兴奋之余，迈克告诉一位镇上的官员，他和他的蒸汽铲车可以在一天之内挖出市政厅的地窖。在镇民的加油声中，迈克做到了。

至此，你可能会认为这就是这个故事的幸福结局。当然，它有一个愉快的结局，但在那之前，迈克和他的蒸汽铲车不得不应对最后一个问题。在匆忙中，迈克忘了建造一个斜坡，好让蒸汽铲车在完成挖掘任务后离开坑地。所以，玛丽·安妮被卡住了。伯顿描述了一幅画面：一个绝望的老机器坐在他们自己挖的坑中间，没有了出路。

这是一幅完美的图画，展示了不与时俱进所带来的后果。

这本书出版于大萧条末期，当时的经济动荡像飓风一样席卷了美国的劳动力市场。迈克被迫去适应时代，在那个时代，这种情况并不罕见。在今天也同样，特别是当我们面对另一场经济混乱的旋风时，不过这次的经济旋风是病毒性的。

在本书的最后一章中，我们将讨论《迈克和他的蒸汽铲车》透露的核心教训，它也许是过去 80 年中最可靠的不变因素：改变是艰难的、必要的、不可避免的，对不愿意适应的人来说，改变会把他们困在他们自己制造的一个坑里。

在本章中，我们会发现：大脑确实讨厌改变自己的想法，以及有一些方法可以让我们那可怜的神经系统更容易接受改变。我将介绍有关适应变化的研究领域，奇怪的是，这些研究大多来自对习惯形成的研究。我也会描述怎样才能形成习惯，以及为什么要形成习惯，其中包括坏习惯和好习惯。我还会讲述如何将坏习惯变成好习惯。

我很高兴地告诉大家，关于改变的研究包括一大堆令人感到乐观的内容，也包括一个温和的警告。正如与伯顿同时代的海伦·凯勒（Helen Keller）曾经指出的：

> 道路上的弯道并不是道路的终点……除非你没能顺利地转弯。

改变是困难的

改变对人们来说是非常困难的，即使在改变会带来积极成果的时候也是如此。我们可以看一看 2014 年伦敦地铁工人罢工并关闭了几个地铁站时，通勤者遭遇了什么。

那次罢工严重扰乱了人们的行程，迫使人们不得不寻找替代路线。令人惊讶的是，新路线往往会节省通勤者的时间。一个绕道去工作的职员平常需要 30 分钟车程，而新路线让他平均节省了 7 分钟。尽管有这些特殊数字的存在，当罢工结束后，也只有 5% 的地铁乘客永久性地改变了他们的通勤习惯。高达 95% 的人又恢复了他们以前那种更耗时的通勤习惯。

改变的阻力也会影响医疗结果。在接受了紧急心脏搭桥手术的人中，尽管医生告诫他们如果不改变生活方式就会面临死亡，但有 91% 的人仍然恢复了手术前不健康的生活方式，这非常让人吃惊。在世界范围内，工业化世界中有超过一半的人被诊断出患有严重的疾病，但这些人不服用实际上可以拯救他们生命的处方药物。

改变的阻力似乎无处不在。

改变在商业环境中也同样面临困难，尽管量化这一困难并非一件易事。一些研究声称，70% 的商业变革举措起初充满热情，最后却都落空，而且这个令人沮丧的数字几十年来一直都保持稳定。其他研究则声称这些是统计学上的错误，真正的数字是 10% 左右，混合成功率在 60% 左右。

为什么会有这样的差异呢？部分问题在于我们无法准确地定义这里所说的"改变"和"阻力"，然后让所有人都同意这个定义。我们很难有一个放之四海而皆准的定义。

在定义这一方面，我只能希望有好运气。

对"改变"的最佳定义可能基于生活经验的定义，这样的定义几乎总是包括将一个抽象的连续体概念化。至少，改变可以被定义为一种对连续体的破坏。这个定义的一端是微小的、渐进式的进化适应，它们可以让现有框架保持不变。这些改变可以像针刺一样让人讨厌，但不会让生活发生巨变。定义的另一端则是真正的革命性改变，即打破现有框架的巨大转变。这种改变就像心脏病发作一样令人担忧，而且绝对会改变人生。

阻力和改变本身一样具有相同的重要性。一般来说，我们可以把变革阻力定义为任何努力想保护现有结构的东西。阻力也可以分为很多种类型。有些阻力是大规模的、公开的反对，有时它们会导致诉讼、关系破裂。在地缘政治中，这些阻力也可能导致武装冲突。有些阻力是活跃的，但是小规模且渐进式的，它们创造了几乎不引起人们注意的障碍。其他抵抗则是被动的，基本上是靠惯性在起作用的。

无论你如何定义改变，无论你如何定义困难，改变都是困难的。

为什么改变会如此困难

无论你如何描述变革阻力，几乎任何一个年龄超过三天的人都会讨厌改变。而且，我们认为自己知道这背后的原因。

事实证明，人类是控制狂。这一现象十分重要，因此它在压力的定义中赢得了一席之地。你可能还记得前几章的内容，压力并不怎么困扰我们，真正困扰我们的是我们无法控制压力。

人们在思考未来时可能特别焦虑。这种焦虑是由一种叫作心理时间旅行（mental time travel，MTT）的认知工具引起的。心理时间旅行是一种在生命早期就发展出来的认知处理功能。它是一种能够让我们依据现在的行动来设想未来决策后果的能力。心理时间旅行能力是我们一直都在讨论的著名行为功能，即执行功能中的一员。

　　心理时间旅行与改变阻力有什么关系呢？当人们被要求做出改变时，他们有一定风险失去对自己未来的控制权。他们可能会试着想象自己改变后的生活，想象有利和不利的一面。人们会用心理时间旅行这一认知小工具来做预测，从而控制接下来会发生的事情。这种努力使许多人感到不舒服，毕竟尝试新事物是有风险的。一个改变可能会导致痛苦，一个调整可能会让事情变得更坏。既然"新"可能等于痛苦，那么"新"就有可能等于"坏"。我知道没有人喜欢承受痛苦带来的破坏。

　　然而，心理时间旅行并非我们对改变做出反应时的唯一力量。在我们思考"新"的同时，我们也在不断地与"现在"进行比较。"现在"是控制权没有什么问题的地方。"现在"是熟悉的、明显的，并且与不确定的未来相比，"现在"甚至可能是令人欣慰的。我们的理由是，如果不改变等于"更少的痛苦"，那么它也等于"更多的好处"。

　　无形的未来和可预测的现在，对这两种感知的不对称评价构成了人类大脑中抗拒改变的基础。

　　如果你在科学领域谋生，你就会习惯于相当多的改变。在我穿上实验服很久之前，我的破坏之旅就已经开启。我已经老到可以使用 15 世纪的僧侣所熟悉的技术来书写我的高中论文，这种古老的技术就是墨水和纸张。我记得有一天，强大的文字处理器来到了镇上，敲打着我中世纪的墙壁，对我宣布是时候离开中世纪了。换句话说就是，在我上大学的时候，一个早期版本的微软 Word 就以外部占领者的好战姿态压倒了我。

　　起初，我抵制这种改变，而且带着一种强大的愤怒。我甚至都不会打字。使用文字处理器的感觉并不熟悉，也不舒服。白纸已被令人抓狂地转化为深蓝色的屏幕。一页纸上的字母不再是深色的墨水，而是微小的光点。散文是断断续续打出来的，声音错落有致，那让我想起了机枪，而不是书写的那种流畅、慵懒的节奏。

我大概花了半年的时间才完成了这一转变。在这一过程中，我每时每刻都在憎恨它。我不断地面临效率的问题。论文要交了，补助申请需要写了。我可以用一只手在几分之一秒内写出来的字，却要痛苦地花上几分钟才能写好，因为当我试图打字时，我的手指会像公鸡啄食一样，十分笨拙。

为什么我会讨厌这种改变呢？因为这种新的做事方式是有前期成本的。如果有回报的话，那也只会出现在遥远的未来。即使我们有强大的心理时间旅行能力，我们仍然不善于理解短期行为的长期后果。

阻止改变的两个大脑网络系统

研究人员试图了解这些感知背后的大脑网络。马修·利伯曼（Matthew Lieberman）[①]等人认为他们已经找到了其中的两个网络系统。

利伯曼等人把第一个称为 X 系统，其中 X 源于 reflexive 这个词，意为反射性的、本能反应的。这些神经元组会对实时感受到的特定刺激做出快速、有效的反应。它们有两个关注点：处理几乎任何种类的直接目标；把这些活动与过去的经验予以对比，特别是和以前形成的信念和习惯做比较。

第二个系统被称为 C 系统，其中 C 源于 reflective 一词，意为沉思的、深思的。C 系统就像 X 系统的聪明兄长，它会不断地对其神经系统兄弟姐妹的结论提出建议、予以讨论、进行纠正。C 系统不是自动的。它对刺激的

[①] 马修·利伯曼是社会认知神经科学奠基人之一、哈佛大学社会心理学博士、加利福尼亚大学洛杉矶分校心理学教授兼社会认知神经科学实验室主任，于 2007 年获美国心理学协会颁发的"杰出科学奖"，该奖项每两年颁发给一位杰出的社会心理学家。著有解读人类"社会脑"的权威之作《社交天性：人类社交的三大驱动力》。该书简体中文字版已由湛庐文化出品、浙江人民出版社出版。——编者注

反应更慢。在这个过程中，C 系统会汲取大量的能量，以执行其监督行动。假如你接受改变并打算坚持下去，如果最初的成本很高，就像我关于微软 Word 的经历，那么你就有可能会责怪你的 C 系统。

当然，并非每个人都同意这种神经分类法。但这种分类法具有提出可测试的想法的优势。例如，研究人员在将这些行为映射到特定大脑区域的工作上，已经取得真正的进展。

我们现在比以往任何时候都更了解大脑是如何对改变做出反应的，以及有时大脑会如何拥抱改变，即便这是大脑最不愿意做的事情。

X 系统和 C 系统的神经结构

基底节是参与 X 系统的最重要的脑结构之一。基底节是一个相当大的区域，其中有很多不动的部分。基底节看起来就像一个大头的逗号，蜷缩在大脑的中间。

我们过去认为这个神经学上的 "标点符号" 主要参与运动功能，而现在我们知道了基底节还有很多副业。其中一个副业是参与习惯的形成，另一个副业是产生反射。反射的产生和习惯的形成往往与运动技能有关，而基底节的各个区域在任何熟悉的、可重复的、最终自动化的行动中都会被激活。你有没有这样的经历：你在下班回到家后，完全想不起来自己是如何回来的？这就要归咎于你的基底节。

C 系统同样包括各种各样的神经结构。其中最大的一个神经结构是调节执行功能的大脑区域，它位于额头后面，是一个消耗大量能量的脑区。这是有道理的。回顾一下，执行功能与冲动控制有关，在面对改变时，这种控制能力会受到挑战。你的自然冲动可能是逃避你需要去接触的新事物，就像我逃避文字处理器一样。但执行功能会提醒你要坚持到底，不管你的感受如何。我们说这一行为需要大量的能量，其实是一种轻描淡写的说法，低估了这种行为对大脑产生的影响。它实际上是一种几乎能让大脑过敏的东西。难怪我们会抵制改变：对大脑来说，这是一种可怕的能量浪费。

大脑对改变做出反应时所使用的神经网络并不只是 X 系统和 C 系统。最有趣的一个系统是所谓的错误检测系统（error detection system）。这个系统与期望管理密切相关。

期望管理是什么意思呢？例如，考虑一下，如果我给你一瓶香奈儿 5 号香水并要求你闻一下，会发生什么呢？你不知道的是，这瓶香水之前被加入了丁酸，一种闻起来像呕吐物的化学物质。当你去闻时，你突然就会被这种呕吐物的气味吓坏。你产生如此反应的原因是什么呢？原因是你的错误检测系统立即向大脑的其他部分发出了期望和实际情况不符的全站公告。当错误检测系统检测到丁酸时，你的整个模式匹配系统会攀升到最高戒备状态。这种激活引起的红色警报对我们来说是很不舒服的，这可能是大脑做出改变如此困难的原因之一。作为野外的一种生存机制，警报是不可或缺的。但作为对快速变化的企业环境的反应，警报也许就不那么重要了。

改变需要多长时间

我们再次观察到，节能是我们做这些事情的核心原因，而且我们喜欢尽可能多地节约能量。据估计，为了节能，我们已经把 43% 的日常活动降级到了自动驾驶状态。当我们想做出改变时，一个很自然的问题是，一旦我们的大脑认定一个新的习惯符合我们的最佳利益，那么这个新习惯需要多长时间才能形成呢？

不幸的是，我们根本不知道答案。

许多年来，这个问题的答案是一个神奇的数字：21 天。这个数字最初来自 20 世纪 50 年代的整形外科医生马克斯韦尔·马尔茨（Maxwell Maltz）。他想知道他的患者在术后需要多长时间来适应通过手术增强后的新身体。马尔茨观察到这一过程需要 21 天。他为此写了一本书，并给这本书起了一个莫名其妙的名字——《心理控制论》（*Psycho-Cybernetics*），这本书最终卖了 3 000 万册。很快，21 天就成了把一个非习惯性行为转变成习惯性行为所需的时间，而且是这一转变过程需要的普遍基准时间。

然而，并非所有人都相信人们可以在短短的三周时间内改变根深蒂固的习惯。来自欧洲的研究人员在多年后就这个问题展开了更为严谨的研究，引入了一些新的个人日常习惯，这些习惯均不包括面部的改变。随机分配的研究对象建立了一个新的行为，然后记录它需要多长时间才能成为反射性的习惯性行为。所需时间的数字波动得就像经济衰退时的股市一样剧烈，一些人花了 18 天的时间来完成新的"交易"，而有人则花了 254 天。

形成一个新习惯需要多长时间？答案很简单，希望它不会让你感到失望：尽管它似乎是变动的，但两到三个月现在被认为是基准时间。但即使是这个数字，也很难适用于所有的情况。

在研究群体行为的改变时，我们也可以看到这种不稳定的数据。对戒烟所做的努力一直被吹捧为社会性的成功，至少在美国是这样。美国疾病预防控制中心发现，一个由美国联邦政府资助的项目激励了 200 多万人戒烟。

但是群体运动并不总是有效。研究人员温迪·伍德（Wendy Wood）举了一个失败的例子，那就是加利福尼亚州著名的"每天 5 份果蔬更健康"项目。该项目旨在让生活在加利福尼亚州的人们多吃水果和蔬菜。在这个"让我们变得聪明"的饮食运动开始时，只有 11% 的人付诸行动，养成了这种健康的习惯。5 年后，在花费了数百万美元之后，养成这种健康习惯的人数占比还是 11%，这一数字让人沮丧。

奇怪的是，认知并非问题的所在。在活动开始时，仅有 8% 的人知道

"每天吃 5 份果蔬"是一个好主意。5 年后，这项数值提高到了 30%。不过，这种认知并没有改变任何人的行为，它似乎只导致了人们对自己不吃水果和蔬菜的愧疚感。

关于改变失败的两个误解

为什么有些项目不能成功地让改变发生，而其他项目却能成功呢？为什么有些人不能改变，而其他人却能成功地改变呢？造成这种差异的原因有很多，这些原因和项目本身以及项目参与者一样充满着变化与不确定性。当研究人员试图解释失败的原因时，有两个错误的观念几乎总是出现，这两者都跟参与者对研究目的的期望有关。

第一个错误观念是，如果我有决心让改变发生，改变就会发生。

这一点包括人类语言中最刺耳的复合词之一：意志力。意志力一直是热门研究主题，其中最著名的一个研究是关于人们试图抵制诱惑的一些视频。这些视频既让人看得难受，又让人忍俊不禁，它们几乎总是跟学龄前儿童有关。

在一个典型的实验中，一个孩子单独坐在一张桌子前，桌子上放着一颗棉花糖。一个成年人向这个孩子提出一个交易：要么马上吃下棉花糖，要么等到成年人回来，因为成年人必须离开几分钟。双方达成共识，如果成年人回来时棉花糖还没有被吃掉，孩子将得到第二颗棉花糖。然后成年人就离开了，但摄像机仍在运行。

等待引发了孩子们的痛苦。

一些孩子会盯着这一小块白色的棉花糖，久久地看着这个无人监管的诱惑。有些孩子则会把目光移开：其中一个孩子背对着棉花糖，专注于她身后的空白墙壁；另一个孩子坐在他自己的手上；还有一个孩子试图闭上眼睛，背诵数学课上学的内容。

可惜的是，这些策略中的大多数是没有用的。大多数孩子最终还是拿起了棉花糖。孩子们触摸它，尝一下，又放下它，最后把它塞进嘴里。孩子们没有反抗的能力。

这是棉花糖实验的一个例子，这个如今受到争议的实验最初由心理学家沃尔特·米歇尔（Walter Mischel）[1]设计。尽管其他研究人员在复制他的最初结果时遇到了困难，但视频本身不需要过多的解释。这些孩子正在与冲动控制的某些方面进行搏斗，也是在与意志力的某些方面进行搏斗。

有些人认为，像"每天5份果蔬更健康"这样的项目之所以会失败，是因为参与者的行为就像这些孩子一样。他们根本没有放下薯片、拿起胡萝卜的自律性。

后来的研究表明，这与事实相去甚远。在我们研究了人们对改变的第二个误解之后，我将对这一说法进行更全面的分析。

第二个错误观念是，如果我有足够的耐心，改变就会发生。

在电脑网页加载速度不够快时，我们中的大多数人会有把电脑扔到房间另一头的想法，并且在脑子里与这种想法做斗争。事实上，如果一个网页加载延迟超过3秒，超过一半的用户会放弃打开这个网页。在渴望得到即时满足和意识到结果可能需要超过几秒钟才能出现之间，耐心架起了桥梁，而这

---

[1] 沃尔特·米歇尔是美国著名人格心理学家、"棉花糖实验"之父。1962年，时任斯坦福大学教授的米歇尔开始在该大学附属的一所幼儿园进行"棉花糖实验"。实验以学龄前儿童为研究对象，预测参与实验的儿童日后生活幸福与成功的相关性，这使得米歇尔成为延迟满足和自我控制研究的鼻祖，并获得美国心理协会临床心理学组颁布的"杰出科学贡献奖"。围绕该实验，他写下了经典科普著作《棉花糖实验》。该书的中文简体字版已由湛庐出品、北京联合出版公司出版。——编者注

段距离充满了焦虑。这很重要，因为小事件的长期积累会推动我们走向许多关键的改变，这些改变可大可小。

我在文字处理器上积累的时间越多，就越能体会到其积极意义。当我习惯于剪切和粘贴整个文本时，我才意识到我再也不需要橡皮擦了。在我的余生中，这一点一直让我感到非常高兴。我终于变得能够享受保存多个书面文本副本，然后实时比较两个副本，看看哪个更好。这让我更加高兴。我开始接受从墨水和笔记本到键盘和像素这一改变了，我花了 6 个月的时间才看到这一转变带来的好处。如果在使用文字处理器之前，我就觉得它必须立即给我舒适感，那我将永远不可能转用文字处理器。

你会认为，考虑到长期积累的力量，人们很容易理解这个建议。每个人都需要时间来让改变发挥魔力。每个人都需要慢下来，需要对这个过程有足够的耐心。

这是一个很好的建议，但还是不够。令人沮丧的变数再次出现："每天 5 份果蔬更健康"项目持续了许多年，但它根本不能改变行为。此外，并非所有的积累都会产生积极的结果，时间并不总是我们的朋友。离婚就是一个令人感到痛苦的例子。婚姻很少死于突发的关系性"心脏病"。婚姻几乎总是出血而死，而出血的伤口通常是多年来情感伤害所积累的小针眼。

由于职业倦怠而失去工作的情况也是如此。人们"突然"辞职，往往是由罗伯特·萨波斯基所说的"微压力"（micro-stressor）引起的。单独来看，这些微观的压力因素可能并不大，毕竟它们被称为微压力。但随着时间的推移，微压力集体爆发，就产生了一种大规模的压力，让人们"突然"辞职。微压力是微小的、让人厌恶的事件，它们会随着时间的推移而延伸开来。

显然，想要实现积极的改变，我们需要的不仅仅是时间，还需要其他因素。那么缺失的成分是什么呢？如果不仅仅是耐心，不仅仅是意志力（我将在本章后面告诉你为什么不是），那么，是什么让积极的长期转变扎根的呢？

信不信由你，我们认为我们知道答案。答案多少有点儿令人尴尬：缺失的成分是便利。

不可抗拒的楼梯

多年以来，我一直都很喜欢一个现在叫播客的节目，这个节目是《隐藏的大脑》（*Hidden Brain*），主持人是获奖记者尚卡尔·维丹塔姆（Shankar Vedantam）。其中一集的主题是本章的内容之一：习惯的形成。

维丹塔姆在西雅图的一栋大楼里开始了他的播客，我对这栋大楼相当熟悉，它就是布利特中心。布利特中心是一栋 6 层的办公大楼，坐落在一座山上。站在高层，你可以看到西雅图市中心和遥远的普吉特海湾的壮丽景色。布利特中心汇集了各种好点子，而且它被称为世界上最环保的商业建筑。

维丹特姆选择从布利特中心开始的原因是，当你到达接待区的那一刻，你的脑海中会发生一些令人震惊的事情。你马上就会看到一个高耸的 6 层楼梯，楼梯由温暖的花旗松建造而成，台阶宽阔，延伸至建筑的最上层。当你登上这个楼梯时，城市和山水的景色就会出现在你的面前。当你走进布利特中心的时候，你不会想乘电梯到达你的目的地，而会想走上这些楼梯。

这也正是人们所做的。在顶层开会的人中，有 2/3 是通过走楼梯到达目的地的。这里的楼梯被恰当地命名为"不可抗拒的楼梯"。

这种设计并非偶然。修建布利特中心的建筑师们还把它的内部设计得非常便于人们锻炼身体。也许他们读到过久坐行为是如何对员工的健康构成威胁的相关文章。也许，像西雅图的很多人一样，他们只是喜欢在辽阔的户外徒步旅行，并希望将一些体验带入建筑物内部。布利特中心当然也有电梯，还用标志为不愿意或不能走台阶的人清楚地标明了电梯所在位置。尽管电梯是你进入多层建筑时习惯性寻找的第一个东西，然而，当你走进布利特中心时，电梯不会是你观察到的第一个东西，映入你眼帘的是每个人都在做有氧运动。

维丹塔姆以布利特中心开始他的播客，是为了说明一个叫作摩擦的概念。摩擦一直被像伍德这样的研究人员倡导，恰好伍德也是维丹塔姆播客的嘉宾。

摩擦是对能够培养人们习惯的环境力量的一种描述。阻碍新习惯形成的环境被称为"高摩擦"空间。其效果例如，"我不坐电梯是因为需要花太多精力去找电梯"。允许甚至促进新习惯形成的环境被称为"低摩擦"空间。其效果例如，"我会走楼梯是因为它们就在眼前，它们看起来很引人注目，而且我所有的朋友都在走楼梯"。对大多数体验来说，你可以把"摩擦"这个词换成"便利"。在最好的情况下，你可以把"摩擦"换成"便利"和"愉快"。

关于愉快所起的作用，我将在下面几页做更多的阐述，这几页会是整本书中最令人愉快的几页。

无摩擦零售

作为研究"便利对行为改变的影响"的一种方式，摩擦研究获得了很多赞赏，以及各种各样的经验支持。例如，假定你拥有一家健身房的会员卡，如果你住在离健身房 8 千米的地方，那么你去健身房的频率会是平均每月一次。但如果你住在离健身房 6 千米左右的地方，你去健身房的频率就会上升到每月 5 次以上。你住得离健身房越近，就越有可能去健身房。更少的摩擦等于更多的依从。

对食品的研究显示了同样的结果，不过结果有点儿可笑，还有点儿让人沮丧。如果让你在苹果这样的健康食品和一碗黄油爆米花这样的不健康食品之间做出选择，你会吃哪一种呢？实际上，你的选择取决于哪一碗离你更近。如果让人发胖的爆米花比健康的苹果更容易得到，你就会去吃爆米花，在一次实验中被试摄取了大约150卡路里的热量。但如果苹果比爆米花更容易够到，你就会去吃苹果，在同一个实验中被试摄取了大约50卡路里的热量。在这些情况下，摩擦与容易接近的程度有关，就像布利特中心的楼梯一样。

突然间，关于"每天5份果蔬更健康"项目，我们有了一个可能的解释和解决方案。如果该项目的设计者把农产品摊位放在消费者容易接触到的地方，可能会取得更大的成功：平时每个街角都有水果车，周六晚上酒吧的出入口附近有水果车，周日早上教堂门口也有水果车。

你在几乎任何地方都能看到零售商关注摩擦的证据。例如，杂货店一直在尽力地将他们真正希望你购买的商品放在你视线的水平方向，这样的话，你就更有可能去购买它们。原因也很简单，你不必伸手或弯腰太多，就能把它们放进购物车。

网络环境可能给我们提供了最纯粹的例子。优步（Uber）、爱彼迎（Airbnb）和抵押贷款公司火箭房贷（Rocket Mortgage，口号为"按下按钮，就能获得抵押贷款"）都试图让其产品和服务的购买变得尽可能无摩擦。我最喜欢的例子可能是亚马逊，这家公司传奇般地将无摩擦零售提升为一种艺术形式。我最喜欢的有关易用性的例子是哪个呢？那就是"立即购买"或"一键购买"按钮。

而亚马逊，正如你所见，正在接管世界。

两种低摩擦策略

让人高兴的是，为了达到低摩擦的目的，有许多策略可以为我们所用。这些策略虽然与统治世界无关，但仍然完全能够产生持续的行为改变。

在原有习惯的基础上建立新的行为就是这样一种策略，许多人会利用他们的睡前习惯性行为去实现这样的策略。我以前有时会忘记在睡觉前设置家里的闹钟。后来，我养成了去刷牙的时候带着闹钟遥控器的习惯。当我伸手去拿牙膏时，我就会看到遥控器，然后我就会立即去设置闹钟。随着时间的推移，这种新的行为会被预先存在的洁牙习惯所触发。研究人员将这种行为上的搭便车现象称为叠加（stacking）。

另一种策略称为交换。这种策略也包括利用一些预先存在的习惯，与叠加策略不同的是，交换策略不会增加什么东西，而是要取代什么东西。我认识的一个人就是利用这种交换策略建立了一种更健康的生活方式。她想要减肥并减少咖啡因的摄入量。她每天都会去星巴克，于是她决定改变点单内容，从全脂三合一拿铁变成了半脱脂美式咖啡，不加奶油。这同时涵盖了两个目的，并且是在预先存在的常规习惯下执行的。

如果你很聪明，则可以利用这两种策略的混合体。在《隐藏的大脑》播客中接受采访的科学家温迪·伍兹（Wendy Woods）给出了一个非常好的例子。她想提高定期锻炼的频率，于是她决定起床后的第一件事就是去跑步，让跑步成为她正常晨练的一部分，这是经典的叠加行为。但她还采用了交换策略，改变了睡衣的概念。她决定穿着健身服，而不是正常的睡衣睡觉。当她起床时，她几乎没有任何摩擦，穿上运动鞋就可以去跑步。

这些策略对建立新行为来说相当有效，尤其是对于需要日常维持的行为。但是，它们并非适用于所有人。不管这些策略一开始是多么无摩擦，它们并不总是对每个人都有效。有些人可能会对新的例行程序感到厌倦，有些人可能会过分依赖原有的习惯。对于这些人，长期的改变再次成为一个问题。

好在，研究人员有一个现成的解决方法。如果你事先了解一点儿脑科学，就可以提高低摩擦成功的概率，创造持久的行为改变。我们接下来要谈的就是这种脑科学知识，你对其中一部分内容应该已经很熟悉了。

利用奖赏养成习惯

我之前写到，我将更详细地介绍愉快情绪在影响行为改变方面所起的作用。我很高兴再次讨论多巴胺这种地球上最令人愉快的神经递质。

多巴胺是由大脑深处的特定神经网络制造的，这些网络统称为多巴胺能系统（dopaminergic system）。"系统"一词使用复数形式（systems）可能更好，因为至少存在 4 个多巴胺能子网络。这些子网络是一个才华横溢的群体，它们调节着从运动到奖赏再到愉快情绪的一切，它们在新习惯形成的最初时刻也发挥着关键的作用，特别是位于中脑边缘系统内的子网络。如果没有这些奖赏系统的参与，新的行为就没有机会成为你生活中的永久组成部分。

当然不是任何奖赏都能做到这一点。多巴胺能需要具备三个特征才能在行为矫正中发挥作用。习惯未能形成的原因之一就是我们忽视了这些特征。我们可以把这些愉快系统想象成需要精细调整的时钟，我们需要满足一些非常具体的要求才能让时钟正常工作。

特征一：奖赏必须是即时的。

当你在做一个你不习惯的行为时，你需要立即奖赏自己，重点就是立即。如果奖赏延迟超过一分钟，你就有可能失去多巴胺提供的关键协助。

为什么奖赏需要即时呢？原因来自一个公认的事实，即学习总是需要建立新的神经连接，而这些连接在其生命的最初时刻脆弱得让人惊讶。我们已经发现，多巴胺会提供"超级胶水"，而超级胶水会将这些连接固定在适当的位置。但你必须在连接散开之前迅速地使用胶水，因为它们是那么脆弱。你不能以"我现在做这件事，然后等今晚回家后再奖赏自己"的节奏行动，并幻想新的行为能够坚持下去。在这种对即时性的需求中，大脑的行为表现就像一个两岁的孩子。

下一个特征可能是三个特征中最残酷的，也最容易被彻底研究明白的，这主要是因为这个特征让一些人赚了不少钱。

特征二：奖赏必须是不确定的。

奖赏的可预测性，或者反过来说，奖赏的不可预测性决定了新的行为是否会在你的大脑中获得持久性。

不可预测性在这里意味着两点：频率的不确定性和质量的不确定性。

频率包括奖赏发放的时间表。尽管一分钟的规则是相当无懈可击的，但研究还表明，在不确定的、随机的时间间隔中体验这些一分钟的奖赏，比在可靠的、可预测的时间表中体验会更好。你不应该总是因为做对了什么而得到奖赏。但在行为改变的初始阶段，你应该让奖赏的频率高一些，就像给重新栽种的植物浇水一样。

不确定性同样也适用于质量。当你不确定你会得到什么样的好处时，奖赏在创造持久性改变方面是最有效的。比预期好或者与预期不同的奖赏，总是比常规的、相同质量的奖赏效果更好。事实证明，你的大脑和你一样喜欢令人愉快的惊喜。奖赏质量的不确定性会增强新习惯的黏性。

你可以轻易了解到多巴胺原则是如何起作用的。设计老虎机的人多年来一直都知道这种不确定性的魔力。他们知道，如果你的奖赏是随机出现的，即每次奖赏的数量和概率不同，你就会形成一个更持久的投币习惯。最佳概率是什么呢？保持 50% 左右的中奖概率。

我们可以将第三个也是最后一个特征理解为外在奖赏和内在奖赏之间的对比。这绝对需要详细解释一下。

特征三：外在奖赏在塑造行为方面的作用不如内在奖赏大。

外在奖赏是在触发经验之外的奖赏。例如，我曾经在大热天割完草后用冰镇啤酒奖赏自己。割草机和清凉的啤酒之间并没有什么内在的关系。清凉的啤酒之所以是我的奖赏，只是因为我喜欢在热天喝冰啤酒。

而内在奖赏刚好相反。有趣的是，内在奖赏在推动改变方面要有力得多。在我的《让孩子的大脑自由》一书中，我描述了我第一次玩视频游戏《神秘岛》（*Myst*）时的内在奖赏经历。我深深地爱上了这款古老的、解决图形问题的冒险游戏，这款古董游戏中充满了引人入胜的叙述和一些我这辈子见过的最可爱的数字艺术。

我是《神秘岛》的完美顾客，因为我在这个让人痴迷的沉浸式环境中花的时间越多，我得到的奖赏就越多。但奖赏不是金钱或名声，或者任何公开的东西。我得到的奖赏是游戏中一个新的、之前被隐藏的部分，这部分揭示了更多美妙的数字艺术。我对这个游戏的兴趣越来越大，花的时间也越来越多，而唯一促使我这么投入的原因是游戏内新颖的视觉体验。

这就是一个关于内在奖赏的完美例子。这种类型的奖赏直接发生在事件的"流动"中，在所付出的努力内部，并且完全依赖于个人在事件中的投入。

尽管大多数人最终会用这两种奖赏的混合体来奖赏自己，但外在奖赏和内在奖赏在创造新行为习惯上的效果是不一样的。如前所述，与行为后果直接相关的奖赏（比如，你给别人提供帮助后感受到的满足感）要比外在奖赏更能塑造行为。

事实证明，《神秘岛》总是胜过冰凉的啤酒。

长期改变和意志力无关

现在是时候兑现我的承诺了。我曾提到我们对意志力在习惯形成中的作用有一种误解，我承诺以后会更详细地解释这个问题。现在就是最好时机。

多年来，我们认为能否用一个习惯取代另外一个习惯，只取决于一个人是否坚毅。例如，我们认为85%的减肥者在5年内又恢复了原先体重的原因是他们太软弱，无法说"不"。

进一步的研究表明，这种解释是一种误解，或者至少不是真相的全部。一些研究人员得出结论，长期的累犯并不是因为软弱，而是因为疲惫，这一想法被称为"自我损耗"。你每天早晨醒来时只有一定量的意志力，就像油箱里的汽油。而如果你某天不得不与诱惑做斗争，当你抵制冲动的油箱变空时，你的意志力发动机就熄火了。

这个想法不错，当然它的背后也有强有力的证据支持，但这个想法并不能解释我们所了解的一切。

在德国，研究人员曾经做过一项大规模的研究，使用测量执行功能的黄金标准来测量人们的自我控制能力。在进行这项研究时，研究人员采用了在当时非常先进的记录系统。参与者要记录一天中他们被坏习惯诱惑的次数，以及他们尝试积极抵抗的次数。

该研究的假设是，在这个测试中得分高的人不会经常屈服于他们所面临的任何日常诱惑。然而这与最终的研究结果并不一致。研究人员发现，得分高的人并没有比得低分的人更能抵制诱惑。得分高的人只是在一天中没有遇到那么多的诱惑。他们以特定的方式构建自己的生活，好把诱惑排除在他们经常遇到的事情之外。

这个结论应该能够在你的大脑中留下一道痕迹。数据表明，得分高的人所处的生活环境是帮助他们抵抗诱惑的一个积极因素。抵抗力强的人并不会经常需要使用他们的意志力。能够长期保持体重的人之所以成功，是因为他们学会了将不健康的食物完全从他们的房子里驱逐出去。

对你来说，这是否听起来像是一个摩擦问题呢？也许还混杂着一些自我损耗和一些扭曲的环境？你可以用充满摩擦的环境来防止一个坏习惯的形成，就像你可以用没有摩擦的环境来养成一个坏习惯一样容易。看来，让诱惑变得稀少与一旦遇到诱惑时对诱惑进行抵制，两者同样重要。

但是，意志力真的没有发挥任何作用吗？毕竟，那些能够保持体重的人只需要在互联网上轻轻点击一下，就会像我们其他人一样订购一个比萨。

进一步的研究表明，意志力确实发挥了作用，但只有在正确使用它的情况下，它才会发挥作用。意志力是完成短期目标的好帮手，就像短跑，但意志力是一个糟糕的马拉松选手。从长远来看，让习惯形成的关键是对环境的重新设计。你必须创造一种不容易让自己碰到诱惑的生活方式。这样一来，当诱惑真的来临时，你就会有足够的自制力来抵制诱惑。

因此，如果你认为你不能成功改变自己仅仅是因为你没有足够的意志力，那你就是在相信一个神话。这比说"不"要复杂得多。如果诱惑总是很容易、很频繁地出现，你甚至在战斗开始之前就已经输了。

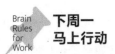

**下周一
马上行动**

我以《迈克和他的蒸汽铲车》一书的内容提要开启了本章。你可能还记得，迈克和他年迈的玛丽·安妮忘记了在他们建造的新市政厅地窖里修建一个坡道，以供他们走出地窖。就这样，这台机器被卡在了一个坑洞里，无法逃脱。

我没有告诉你的是，在故事的结尾，建筑工地上有一个围观者。那是一个聪明的小男孩，他突然有了一个点子。如果迈克愿意改变蒸汽铲车的用途，把它做成市政厅的一个熔炉，就安在蒸汽铲车卡住的地方，那么问题就迎刃而解了。他们可以在重新配置的机器上建造市政厅。迈克甚至可以成为看门人！

这个小男孩的建议是一个很好的例子，说明人能以一种有益的方式来适应改变。本章中所描述的大部分内容就是为了让人们更容易做出类似的适应行为。

现在是时候提出一些实用的建议了，你要记住三个知识桶。

1号桶：记住摩擦的力量。

成功地完成改变需要你对生活体验进行明智的设计。对于你想打破的习惯，你要增加环境摩擦。而对于你想要培养的习惯，你要减少环境摩擦。记住，如果爆米花太难够到，你就不太可能吃它。如果你穿着运动服睡觉，第二天就更有可能去晨跑。

2号桶：记住奖赏的力量。

适应变化需要循序渐进地奖赏自己。首先建立一个奖赏清单，这些奖赏需要对你来说是愉快的，并且是可以快速体验到的。最开始，你改变自己的行为后，立即给自己一个奖赏。然后，随着时间的推移，奖赏需要变得越来越不确定。如果有可能的话，让奖赏成为你试图培养的行为的内在因素，即内在奖赏。

3号桶：了解意志力的局限性。

努力进行自我控制在实现改变的最初阶段是有用的，但从长远来看效果有限。你应该把"意志力可以征服任何困扰你的东西"这一观点视为无稽之谈。你应该把这句话修改为："意志力可以征服任何困扰你的东西，但只在一开始如此。"

如果你想成功地做出你想要的改变，最好的方法是把这些想法都付诸实践，无论大小。谁知道呢？你最终的命运可能就像迈克和他心爱的蒸汽铲车一样。

伯顿是这样结束她的故事的："现在当你去波普维尔市时，一定要去看一下新市政厅的地下室。他们会在那里，迈克和玛丽·安妮……迈克在他的摇椅上抽着烟斗，而玛丽·安妮就在他的身边，她在为新市政厅的会议室供热。"

本章小结

改变

▼人们对改变都有抵触情绪，这是因为人们有可能会因此失去控制权。人们倾向于相信"新的"可能比"现在的"更糟糕。

▼思考并最终做出改变这一过程，需要你的大脑消耗相当多的能量。

▼为了更成功地养成一个新的习惯，你需要在完成新习惯行为以后立即给自己一个奖赏。

▼如果你想改掉坏习惯，就增加坏习惯周围的环境摩擦，让坏习惯变得不方便实施。如果你想培养好习惯，就减少好习惯周围的环境摩擦，让好习惯变得方便实施。

▼为了长期改变你的习惯，建立一个摩擦（针对你想打破的旧习惯）和奖赏（针对你想开始的新习惯）系统。意志力本身的效果是有限的。

我们用一个思想实验开启了本书：如果工作环境的设计考虑到了大脑这一人体器官，那么大脑会对这样的工作环境做出什么样的反应呢？

还记得我说过手套被设计成五个手指是因为我们的手有五个手指吗？企业最好去考虑下这种人体工程学，并围绕大脑的认知特点来设计和提供相应的工作环境。当企业面对权力、创造力和压力，以及如何让人们在幻灯片演讲中不至于睡着等问题时，最好去思考下大脑的认知特点。我希望你能利用本书的建议，让你的工作场所符合大脑的自然特征。

如果你无法记住本书章节中的所有细节，也没有关系。反正大多数内容可以归结为一个想法：几乎每个建议都包括学习如何变得不那么以自我为中心。创建有效的团队包括不要主宰谈话。当你不是谈话中人们所关注的中心时，不要打断别人。作为一个有效的领导者，你需要将你的决定置于共情之中，这意味着你要持续地考虑其他人的经历。冲突管理要求你把自己从自己的纠纷中抽离出来，这样你就能够成功地转变到第三人称视角，成为一个录像师，一个见证冲突而不是参与冲突的人。在科学领域，以上所述的这些平等主义原则有一个漂亮的术语——"社会去中心化"。对工作场所的重新想象中最主要的一点是，记住父母教给我们的最基本的做人道理：为他人着想要多于为自己着想。

你愿意做我的邻居吗

你可能已经猜到了，弗雷德·罗杰斯是我心中的英雄。在本书即将结束的时候，我有一个关于他的故事要分享。1997 年，在艾美奖颁奖典礼上，罗杰斯被授予了"终身成就奖"。如果他在颁奖典礼那一晚选择了自我陶醉，估计你也会原谅他。但是，他的获奖感言显示出了他是多么社会去中心化。罗杰斯的获奖感言只用了不到三分钟的时间，却足以让所有听到演讲的人，包括数百名性格强硬的主管、雄心勃勃的电视明星和过度劳累的制作人员泪流满面。

"哦，在这个街区，这是一个美丽的夜晚，"罗杰斯向介绍他的演员蒂姆·罗宾斯（Tim Robbins）点头示意后便开始发表获奖感言，"在那么多人的帮助下，我来到了这个夜晚。他们中的有些人坐在这里，有些人在远方，还有些人甚至已经在天堂了。我们每一个人都有一些对我们来说很特殊的人，他们爱我们。"说到这里，喧闹的崇拜者们突然安静了下来。

"你们能不能和我一起花 10 秒钟的时间，想想那些曾经帮助过你们、让你们成为你们自己的人？"他恳求道，"那些关心你的人，那些想要给你的世界带来最好的东西的人。一起来沉默 10 秒钟，我会看着手表计时。"罗杰斯看着他的手表，默默地倒数了 10 秒钟。这 10 秒钟足以让电视摄像机柔情地展示出每个人安静下来的原因：人们的眼中充满了泪水。有些人低着头，陷入怀念之中；有些人似乎在回忆着一些痛苦的经历。每个人的大脑都在为自己以外的人腾出空间，时间大约有 10 秒钟。随着时间的推移，罗杰斯这样结束了他的获奖感言：

> 不管你想到的是谁，如果他们知道他们所做的一切让你发生改变，他们一定会感到很高兴。我要特别感谢一下我的家人和朋友，以及我在公共广播事业上的同事们……你们总是鼓励我，这些年来也一直允许我做你们的邻居。

当鼓掌声和赞美声爆发之时，有些人拿出了手帕。

那短短的一刻，那神奇的 10 秒钟，就是本书的核心。

在本书结束之时，我们也将分开。如果有机会，你应该接受罗杰斯的感恩挑战。你应该去互联网上亲自听一听罗杰斯的演讲。这是我对"下周一马上行动"的最后一个建议。相信我，这会是你那一天中做得最好的事。

我要衷心地感谢我的编辑埃里克·埃文森（Erik Evenson）。感谢你提出了那么多有见地的想法，感谢你做出的生动讨论，以及你坚持不懈的乐观精神。和你一起工作真是太有趣了！

此外，我要感谢斯蒂芬·布兰斯泰特（Stephen Branstetter）、蒂姆·詹金斯（Tim Jenkins）、瑞安·梅克伦伯格（Ryan Mecklenberg）、马戈·卡恩·凯斯（Margot Kahn Case）、凯蒂·普林斯（Katie Prince）、珍妮·菲奥里（Jenny Fiore）、格雷格·皮尔逊（Greg Pearson）。我还要感谢李·亨茨曼（Lee Huntsman），她是我的兼职导师、全职朋友。

我还想把三枚奖章发给我非常有耐心的家人：我的妻子卡丽（Kari），以及我们的儿子乔舒亚和诺亚（Noah）。我们很幸运，在整个疫情期间能够挤在一个地方。然而在这期间我不得不写一本书，你们满足了我在楼下隔离的需求。我偶尔上楼透透气的时候，总是能得到超酷的音乐、自制的比萨和满满的爱。我很感激我们能在家里团聚这么长时间，这可能是在我们都还年轻时，最后一次共同重温家庭的温馨。我将永远珍惜这段时光。

未来，属于终身学习者

我们正在亲历前所未有的变革——互联网改变了信息传递的方式，指数级技术快速发展并颠覆商业世界，人工智能正在侵占越来越多的人类领地。

面对这些变化，我们需要问自己：未来需要什么样的人才？

答案是，成为终身学习者。终身学习意味着永不停歇地追求全面的知识结构、强大的逻辑思考能力和敏锐的感知力。这是一种能够在不断变化中随时重建、更新认知体系的能力。阅读，无疑是帮助我们提高这种能力的最佳途径。

在充满不确定性的时代，答案并不总是简单地出现在书本之中。"读万卷书"不仅要亲自阅读、广泛阅读，也需要我们深入探索好书的内部世界，让知识不再局限于书本之中。

湛庐阅读 App: 与最聪明的人共同进化

我们现在推出全新的湛庐阅读 App，它将成为您在书本之外，践行终身学习的场所。

- 不用考虑"读什么"。这里汇集了湛庐所有纸质书、电子书、有声书和各种阅读服务。

- 可以学习"怎么读"。我们提供包括课程、精读班和讲书在内的全方位阅读解决方案。

- 谁来领读？您能最先了解到作者、译者、专家等大咖的前沿洞见，他们是高质量思想的源泉。

- 与谁共读？您将加入优秀的读者和终身学习者的行列，他们对阅读和学习具有持久的热情和源源不断的动力。

在湛庐阅读 App 首页，编辑为您精选了经典书目和优质音视频内容，每天早、中、晚更新，满足您不间断的阅读需求。

【特别专题】【主题书单】【人物特写】等原创专栏，提供专业、深度的解读和选书参考，回应社会议题，是您了解湛庐近千位重要作者思想的独家渠道。

在每本图书的详情页，您将通过深度导读栏目【专家视点】【深度访谈】和【书评】读懂、读透一本好书。

通过这个不设限的学习平台，您在任何时间、任何地点都能获得有价值的思想，并通过阅读实现终身学习。我们邀您共建一个与最聪明的人共同进化的社区，使其成为先进思想交汇的聚集地，这正是我们的使命和价值所在。

CHEERS

湛庐阅读 App
使用指南

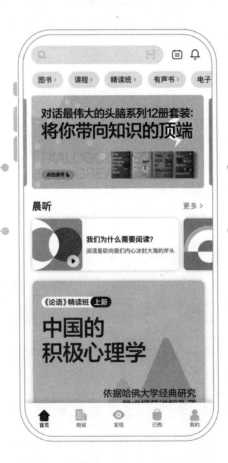

读什么
· 纸质书
· 电子书
· 有声书

怎么读
· 课程
· 精读班
· 讲书
· 测一测
· 参考文献
· 图片资料

与谁共读
· 主题书单
· 特别专题
· 人物特写
· 日更专栏
· 编辑推荐

谁来领读
· 专家视点
· 深度访谈
· 书评
· 精彩视频

HERE COMES EVERYBODY

下载湛庐阅读 App
一站获取阅读服务

BRAIN RULES FOR WORK by John Medina

Copyright © 2021 by John J. Medina

Published by arrangement with Pear Press c/o Nordlyset Literary Agency through Bardon-Chinese Media Agency

Simplified Chinese translation copyright © 2024 by BEIJING CHEERS BOOKS LTD. ALL RIGHTS RESERVED

浙江省版权局图字：11-2024-009

图书在版编目（CIP）数据

大脑喜欢这样工作 /（美）约翰·梅迪纳著；王文亮译. — 杭州：浙江科学技术出版社，2024.4

ISBN 978-7-5739-1113-1

Ⅰ. ①大… Ⅱ. ①约… ②王… Ⅲ. ①大脑—普及读物 Ⅳ. ① R338.2-49

中国国家版本馆 CIP 数据核字（2024）第 037925 号

书　　名	大脑喜欢这样工作	
著　　者	[美] 约翰·梅迪纳	
译　　者	王文亮	

出版发行　**浙江科学技术出版社**
　　　　　地址：杭州市体育场路 347 号　邮政编码：310006
　　　　　办公室电话：0571－85176593
　　　　　销售部电话：0571－85062597
　　　　　E-mail:zkpress@zkpress.com
印　　刷　石家庄继文印刷有限公司

开　本	710 mm×965 mm　1/16	印　张	19.25
字　数	264 千字	插　页	1
版　次	2024 年 4 月第 1 版	印　次	2024 年 4 月第 1 次印刷
书　号	ISBN 978-7-5739-1113-1	定　价	89.90 元

责任编辑　陈淑阳	责任美编　金　晖
责任校对　张　宁	责任印务　吕　琰